Friedrich Pfander

Das Knalltrauma

Analyse, Vorbeugung, Diagnose, Behandlung,
Prognose und Begutachtung

Unter Mitarbeit von
H. Bongartz und H. Brinkmann

Mit 70 Abbildungen

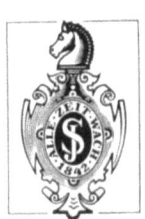

Springer-Verlag Berlin Heidelberg GmbH 1975

Prof. Dr. med. Friedrich Pfander, apl. Prof. d. Universität Göttingen, Chefarzt der Hals-Nasen-Ohrenabteilung St.-Joseph-Stift Bremen, 28 Bremen, Schwachhauser Heerstr. 163 a

Dipl.-Ing. Heinrich Bongartz, Ltd. Reg. Dir. a. D., 447 Meppen, Kellners Tannen 2

Ing. (grad.) Heinz Brinkmann, Bundesamt für Wehrtechnik und Beschaffung, c/o Erprobungsstelle 91 der Bundeswehr Meppen, 447 Meppen, Otto-Hahn-Str. 7

ISBN 978-3-642-86061-4   ISBN 978-3-642-86060-7 (eBook)
DOI 10.1007/978-3-642-86060-7

Library of Congress Cataloging in Publication Data. Pfander, F. 1908-. Das Knalltrauma. Bibliography: p.   . Includes indexes. 1. Acoustic trauma. 2. Explosions – Physiological effect. I. Title. RF291.P48. 617.8'9. 75-14387. ISBN 0-387-07325-6.

Ursprünglich erschienen bei Springer-Verlag Berlin Heidelberg New York 1975.
Softcover reprint of the hardcover 1st edition 1975

Vorwort

Über die Lärmschäden wird in der Literatur viel berichtet. Eine
systematische Übersicht der Knalleinwirkungen auf das menschliche
Ohr und die damit zusammenhängenden Probleme, insbesondere der
Schadensmöglichkeit und Häufigkeit ist in der neueren Literatur
nicht vorhanden.

Im Rahmen eines Forschungsauftrages über "Hörschäden durch Knall-
bzw. Explosionseinwirkungen in ihrem zeitlichen Ablauf mit dem
Ziel der Verhütung bleibender Folgen durch geeignete Schutzmaßnahmen und Ermittlung von Hörtestmethoden zur Diagnose knallge-
fährdeter Hörorgane" sind auf empirischem Wege durch langjährige
Reihenuntersuchungen an über 10 000 Soldaten Erkenntnisse ge-
wonnen worden, die in dem Buch ihren Niederschlag gefunden haben.
Dabei ist für die Vorsorgemedizin von Bedeutung, Maßstäbe für
die Beurteilung hörgefährdender Knallereignisse, sowie die unterschiedliche Reaktion des Hörorgans auf Knall und Lärm, ermittelt
zu haben. Das Krankheitsbild des Knalltraumas, seine Therapie
und Begutachtung werden geschildert, wobei die Frage der Progredienz einer knalltraumatisch bedingten Hörstörung eingehend
erörtert wird.

Im physikalischen Teil werden die technischen Aspekte, insbesondere die moderne Meßtechnik abgehandelt. Schutzmaßnahmen gegen
Knallschäden werden einer kritischen Betrachtung unterzogen.

Zur Erarbeitung dieser Erkenntnisse war ein Arbeitsteam aus Medi-
zinern, Physikern und Technikern notwendig.

Es ist mir ein besonderes Bedürfnis, diesen Mitarbeitern Dank aus-
zusprechen für ihr Interesse an dieser Problematik und ihre tat-
kräftige Hilfe.

Mein besonderer Dank gilt Herrn Dr. Ing. KIETZ und Herrn Flotten-
arzt a.D. Dr. BLAAS, die sich nicht nur durch ihre Mitarbeit in
der Durchführung der Untersuchungen, sondern auch durch eigene
Ideen an der Lösung der Probleme beteiligt haben.

Bremen, Frühjahr 1975   F. PFANDER

Inhaltsverzeichnis

A. Einführung in die Problematik

Introduction to the Problem Complex

Summary. In the field of the environmental hazard of acoustic trauma, the
impulse noise from weapons plays an important role as a potential hazard to
hearing, as the increase in effectiveness of a weapon is accompanied by a
rise in the peak pressure of its blast.
It is the responsibility of the physician, especially the medical officer,
to initiate suitable programs of prophylaxis and surveillance and, if necessary, special therapy, in order to protect the personnel for whom he is
responsible. These procedures will be described in the ensuing chapters.

Zusammenfassung. Bei der Umweltnoxe "akustisches Trauma" spielt der Knall
als hörgefährdender Faktor eine besondere Rolle, weil die Steigerung der
Wirkung einer Waffe auch mit einer Erhöhung der Druckspitzen des Knalles
einhergeht.
Zu den Aufgaben des Arztes, insbesondere des Militärarztes und des Arbeitsmedi-
ziners, gehört es, bei dem ihm anvertrauten Personenkreis eine entsprechende Prophylaxe, Überwachung, gegebenenfalls spezielle Therapie durchzuführen, die in
den folgenden Kapiteln dargestellt werden.

Das Knalltrauma ist ein Teilaspekt des akustischen Traumas. Unter
akustischem Trauma verstehen wir Gesundheitsschädigungen, die
durch Lärm, Knall und Explosionen hervorgerufen werden.

Das Thema ist deswegen von besonderem Interesse, weil die technische Fortentwicklung, z.B. von Hochleistungsmotoren und von
hochwirksamen Waffen, zwangsläufig mit einer Erhöhung der Lärm-
und Knallerzeugung einhergeht, die zur gesundheitlichen Schädigung, vornehmlich des Hörorganes führen kann. Aber nicht nur
diese Fortentwicklung, sondern bereits der derzeitige technische
Zustand der Waffenentwicklung ist mit Knalleinwirkungen verbunden, die hörschädigend sind.

Bei der Betrachtung der Knalleinwirkung auf das Ohr kann man in
vieler Hinsicht von einer typischen Reaktion des Hörvermögens
auf alle akustischen Reize (Klänge, Geräusche, Knalle und Explosionen), die bis zum Trauma gesteigert werden können, ausgehen.

Im einzelnen ergeben sich aber, vor allem durch die Intensitäts-
unterschiede dieser akustischen Erscheinungsformen, auch unterschiedliche Reaktionen und Schäden, die im einzelnen zur Darstellung kommen sollen. Wenn man das Thema so auffaßt, welche
Knallereignisse in der Waffentechnik hörgefährdend sind und welche nicht, so wird man antworten müssen: praktisch alle im Nahbereich, es sei denn, es handelt sich um Kleinkaliberschüsse in
geringer Häufigkeit. Knall wird im internationalen Schrifttum
als Sonderform des Lärms (impulse noise) betrachtet. Lärm ist

unerwünschter, störender oder gesundheitsschädlicher Schall.
Schon der mit der Zivilisation verbundene Lärm bzw. die akustischen Einwirkungen insgesamt verändern das Hörvermögen in un-
günstigem Sinne.

Vergleichende Untersuchungen eines afrikanischen Naturvolkes,
der Mabaan, mit der Düsseldorfer Bevölkerung und der in einer
amerikanischen Industriestadt lebenden Bevölkerung ergaben, daß
der altersmäßige Abfall des Hörvermögens der Mabaan so gering
ist, daß die 70 bis 80jährigen so hören wie die 30 bis 40 Jahre
alten Einwohner einer amerikanischen Industriestadt im Wisconsin-
Bezirk. Die Mabaan kennen keine Feuerwaffen und benutzen sogar
keine Trommeln wie viele andere afrikanische Stämme. Töne und
Geräusche höherer Intensität werden lediglich bei ihren Tanz-
festen von Sängern und Musikern erzeugt.

Abbildung 1 aus einer Arbeit von PLESTER (66), der mit einem
Arbeitsteam diese Untersuchungen durchgeführt hat, zeigt diese
Verhältnisse.

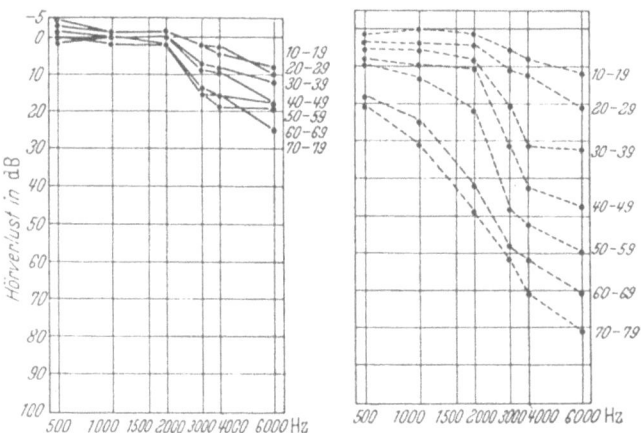

Abb. 1. Das Tongehör in den verschiedenen Lebensdekaden (männlicher Teil
der Bevölkerung). o——o Mabaan; o---o Wisconsin State Fair 1954 (nach
PLESTER 66). Die zur Hörmessung verwendete Apparatur (Audiometer) ist so
geeicht, daß die O-Linie auf dem Audiogramm dem Schwellenwert entspricht,
bei dem beim Normalhörigen gerade ein Höreindruck entsteht. Bei einem Hörverlust z.B. von 30 dB sind 30 dB Schallpegel gegenüber dem Normalhörigen
erforderlich, um einen Höreindruck zu erzielen; das bedeutet 30 dB Hörverlust

Diese Feststellungen stammen aus dem Jahre 1954. Inzwischen hat
sich die Situation des Umweltlärms, vom Bürger gewollt (Beat-
keller usw) und ungewollt (Verkehr, Flugzeuglärm, Superbang)
noch verstärkt. Eigene Untersuchungen (64) und auch die anderer
Autoren haben gezeigt, daß von den zur Bundeswehr eingezogenen
Rekruten ein hoher Prozentsatz kein normales Gehör hat.

Wie das Ergebnis einer Voruntersuchung von 144 Rekruten zeigt,
hatten 28% ein gutes Gehör, 51% eine leichte Schwerhörigkeit,

19% einen deutlichen Hörverlust und 2% sogar eine erhebliche
Höreinbuße. Ein Ergebnis, das sich bei vielen Reihenuntersuchungen - auch anderer Autoren - in etwa bestätigt (s. Abb. 2)(64).
Nicht nur die aus Lärmbetrieben kommenden Arbeiter, sondern auch
die Abiturienten bzw. die aus der kaufmännischen Sparte kommenden Rekruten weisen in einem hohen Prozentsatz bereits Hörschäden auf. Natürlich handelt es sich dabei um Höreinbußen, die im
täglichen Leben kaum in Erscheinung treten, da sich die Schäden
meist im Hochtonbereich bei 3000 Hz, also oberhalb der gewöhn-
lichen Sprachfrequenzen befinden. Nur akustisch geschulte Menschen, in erster Linie die musikalisch Interessierten, registrieren solche Schäden.

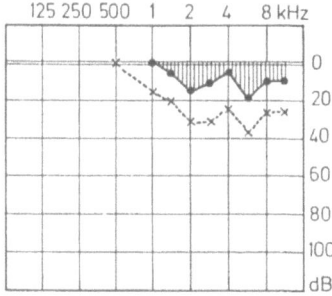

Abb. 2. Voruntersuchung von 144 Soldaten (64), davon 28% gutes Gehör; 51%
●-●-● leichte Schwerhörigkeit; 19% x---x---x deutlicher Hörverlust; 2% erheblicher Hörverlust

Der moderne Arzt, zu dessen Arbeitsgebiet in zunehmendem Maße die
Beurteilung von Umweltschäden gehört, muß zu diesen Problemen ne-
ben seiner Tätigkeit als Therapeut auch als Sachverständiger und
Gutachter Stellung nehmen.

In den Rahmen der prophylaktischen Medizin gehören die Fragen,
welche akustischen Einflüsse zumutbar sind, welche nur unter be-
sonderen Schutzmaßnahmen erträglich sind und schließlich, ob
und welche Zusammenhänge zwischen einem akustischen Trauma und
einer Hörschädigung bestehen.

B. Belästigung durch akustische Einwirkungen

Acoustic Stress

Summary. Acoustic events, particularly noise, may produce annoyance or health disturbances before they lead to hearing loss.
There are large individual differences in the degree of such annoyance.
Principles governing permissible exposure to noise are presented; if these are followed, the majority of individuals will be adequately protected.

Zusammenfassung. Akustische Einwirkungen, insbesondere Lärm, können, ehe es zur Hörstörung kommt, bereits zu Belästigungen bzw. Gesundheitsstörungen führen.
Die Belästigungen unterliegen einer starken individuellen Streuung.
Es werden Richtlinien über zulässige Schalleinwirkungen aufgezeigt, bei deren Durchführung die Mehrzahl der Menschen hinreichend geschützt wird.

Faßt man die Gesundheit als ein Maximum an körperlichem und psychischem Wohlbefinden auf, dann kann fast jedes Geräusch die Gesundheit beeinflussen. Es kann unter der Lärmeinwirkung über Mißempfindungen zu vegetativen Störungen und damit zur Störung des funktionellen Gleichgewichts kommen. Untersuchungen im arbeitsphysiologischen Institut Dortmund haben ergeben, daß durch Lärm Störungen des Schlafes, insbesondere der Schlaftiefe, des Blutdrucks und der Hautdurchblutung auftreten können.

Experimentelle Untersuchungen von MEDOFF und Mitarb. haben gezeigt, daß monatelange Lärmexposition bei gewissen Rattenstämmen bleibende Blutdruckerhöhungen bewirkten. FINKLE und POPPE, zit. bei GRANDJEAN (27), stellten bei Personen, die an Prüfständen von Düsenflugzeugmotoren arbeiteten und wiederholt 2 Std lang Lärm von 120 dB ausgesetzt waren, zunehmende Müdigkeit mit erhöhten psychischer Reizbarkeit sowie Gewichtsverluste bis zu 3 kg fest. Der Zuckerspiegel im Blut stieg zu Beginn an und fiel zum Ende der Untersuchung unter die Norm.

GRANDJEAN (27) kommt auf Grund eigener Untersuchungen und kritischer Beurteilung bisheriger experimenteller Untersuchungen zu dem Schluß, daß Lärmreize beim Menschen

1. zu Veränderungen im Blutkreislauf führen, die sich in peripheren Vasokonstriktionen, in einer Erhöhung des peripheren arteriellen Strömungswiderstandes unter bestimmten Versuchsbedingungen, in Blutdrucksteigerungen und Änderungen der Pulsfrequenz äußern,

2. zu Hemmungen der Tätigkeit der Verdauungsorgane führen,

3. Stoffwechselsteigerungen auslösen können.

Er erklärt diese Beobachtungen durch eine ständige Aktivierung der Weckzentren infolge Reizung der afferenten sensiblen Bahnen, die mit den Fasern des Hörnervs in Verbindung stehen und mit dem Sympatikus verknüpft sind.

Sieht man das Hörorgan als Alarmanlage, zur Erhaltung des Lebens auf Kampf bzw. Flucht eingestellt, an, so findet bei dauernder Lärmeinwirkung eine Überbeanspruchung dieser Alarmanlage statt. Nach Ansicht der experimentellen Psychologie bewirkt der Lärm eine Abnahme der Leistungsfähigkeit bei Beschäftigten, die hohe Anforderungen an die Anpassungsfähigkeit, die Aufmerksamkeit und die Geschicklichkeit stellen.

Die World Health Organisation stellt die Forderung, daß in Wohngebieten am Tage kein Lärmpegel, der höher ist als 60 dB (A), zulässig ist. Während der Nacht soll nach Möglichkeit kein Geräuschpegel über 30 dB (A) vorliegen. Nach den Untersuchungen am Lehmannschen Institut ist Dauerlärm bei: 54 dB (A) zumutbar, 60 dB (A) lästig, 65-90 dB (A) psychisch und vegetativ irritierend. Bei 90-120 dB (A) treten zusätzlich vorübergehende oder dauernde Hörschäden auf. Über 120 dB (A) sind Hörschäden sicher zu erwarten.

KLOSTERKÖTTER (40a) kommt auf Grund der bisher vorliegenden Belästigungsstudien zu dem Ergebnis, daß der tolerable Geräuschpegel innerhalb von Wohnungen nachts bei 25 bis 35 dB (A) und tagsüber bei 35 bis 40 dB (A) liegen darf. Oberhalb 40 dB (A) beginnt der kritische Bereich, wenngleich Geräusche bis 45 dB (A) noch von vielen Menschen toleriert werden.

C. Das Hören und seine audiometrische Messung
(einschließlich Reihenaudiometrie und deren Fehlerquellen)

Hearing: Audiometry (Including Serial Examinations) and Sources of Error

Summary. The normal mechanical and electrophysiological auditory processes are described, particularly with reference to the presumed effects of gunfire. Determination of these effects is accomplished by means of pure-tone audiometry. A discussion is presented of the evaluation of the effect on the hearing process by means of serial studies in the form of simultaneously conducted audiometric studies at several places or through testing several persons at a single place (so-called screening tests).

After a description of audiograms associated with the various forms of hearing loss (middle-ear or conductive loss, inner-ear or sensorineural loss, combined loss), typical results in cases of gunfire- or noise-induced trauma are shown.

This is followed by a description of a vehicle (the audiomobil) designed for the conduct of serial audiometric studies in a military setting, a vehicle that is self-sufficient so that it can be set up, for example, in the field, at firing ranges, etc.

Sources of error in audiometry caused by false responses of persons being tested are discussed, errors that may be either deliberate or unconscious.

Zusammenfassung. Darstellung der normalen mechanischen und elektrophysiologischen Vorgänge beim Hören mit Hinweis auf die mutmaßliche Reaktion beim Knall. Erfassung dieser Reaktion durch tonaudiometrische Messung. Auswertung der Reaktion des Hörvermögens durch Reihenuntersuchungen in Form gleichzeitig laufender audiometrischer Einzeluntersuchungen an mehreren Meßplätzen oder durch Prüfung mehrerer Probanden von einem Meßplatz aus (sog. screening tests).

Nach Darstellung der Hörverlustkurven bei den verschiedenen Formen der Schwerhörigkeit (Mittelohr- oder Schalleitungsstörung, Innenohr- oder Schallempfindungsstörung, kombinierte Schwerhörigkeit) werden die typischen Befunde beim Knall- und Lärmtrauma gezeigt.

Es folgt die Beschreibung eines Fahrzeuges zur Durchführung audiometrischer Reihenuntersuchungen im Rahmen militärischer Verhältnisse (Audiomobil), das autark, z.B. im Gelände, auf Schießplätzen usw. eingesetzt werden kann.

Es werden Meßfehler und deren Korrektur besprochen, die sich aus bewußt oder unbewußt falschen Angaben der Prüflinge ergeben.

Der durch den äußeren Gehörgang eintretende Schall versetzt das Trommelfell in Schwingungen, die auf die Gehörknöchelchen übertragen und über das ovale Fenster in die Schnecke fortgeleitet werden. Neben der Übertragung der Schallwellen durch die Luft auf den Schalleitungsapparat findet auch eine Fortleitung direkt vom Knochen auf das Labyrinth statt (Knochenschall).

Diese Vorstellung ist wichtig, um die Dämmeigenschaften der Gehörschutzkapseln und Helme zu verstehen.

Der Knochenschall verursacht eine Volumenkompression und Dilata-
tion des Labyrinthes. Der osteotympanale Knochenschall entsteht
im äußeren Gehörgang und in den pneumatischen Räumen. Dabei wird
die Luft innerhalb der Hohlräume rhythmisch komprimiert und dila-
tiert (Abb. 3). Trommelfell und die im Mittelohrraum gelegenen
Gehörknöchelchen Hammer, Amboß und Steigbügel bilden einen Hebel-
mechanismus zwischen Trommelfell und ovalem Fenster. Der Schalldruck steigt durch die Hebelwirkung des Winkelhebels Hammer-Am-
boß und die Flächenverringerung Trommelfell-ovales Fenster auf
etwa den 20- bis 30fachen Wert.

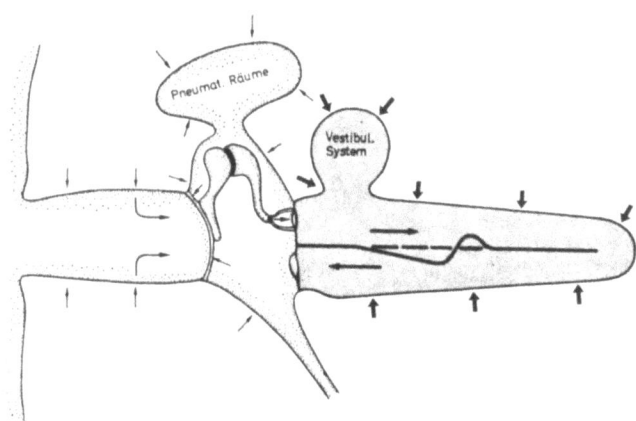

Abb. 3. Zusammenwirken des eigentlichen und des osteotympanalen Knochen-
schalls, schematisch dargestellt. ➡ = eigentlicher Knochenschall (Volumenkompression und -dilatation). ➝ = osteotympanaler Knochenschall. (Nach LEHN-
HARDT (47))

Das Mittelohr dient vorwiegend der Anpassung des Luftschalls an
das in Flüssigkeit arbeitende Sinnesorgan (Schnecke). Die Funktion der Binnenohrmuskeln im Mittelohr ist nicht völlig klar.
Wahrscheinlich dient ihre Kontraktion der Dämpfung tiefer Frequenzen, die ihrerseits beim lauten Schall die höheren und mittleren Frequenzen übertönen würden. Eine richtige Schutzfunktion
durch Muskelkontraktion für das Ohr ist beim Knall nicht vorhanden, da der Reflex erst nach einer Verzögerung von 9-60 Millisekunden (msec) bis zur maximalen Kontraktion 100-150 msec (12)
eintritt, so daß der in weniger als einer Mikrosekunde (μsec)
vorhandene Spitzendruck des Knalles bereits vorher wirksam war.
Bei Dauerlärm ist dagegen eine Schutzfunktion und damit eine
Dämpfung durch die Binnenohrmuskulatur denkbar. Allerdings kann
die dabei erfolgte Dauerkontraktion zur Schmerzempfindung führen. Man findet in der Literatur auch den Hinweis, daß durch ein
irgendwie geartetes Umkippen in der gelenkartigen Übertragung
vom Trommelfell zur Stapesfußplatte das Ohr doch z.T. gegen knall-
artige Einwirkungen geschützt wird. In der Schnecke verteilt sich
die Energie nach den Gesetzen der Hydrodynamik. Die Schwingungen

der Steigbügel setzen sich innerhalb der Flüssigkeit des Innenohres fort und gleiten auf der Basilarmembran entlang (Wander-
welle), wobei das runde Fenster exakt phasengleiche Bewegungen
wie die Stapesfußplatte ausführt (Abb. 3). Nach den Untersuchungen von BEKESY breiten sich die Schwingungen in Form einer Wan-
derwelle aus. Für jede Frequenz ist eine bestimmte Region der
Basilarmembran zuständig, an der die Membran maximal schwingt.
Zwischen Reissnerscher Membran und Basilarmembran liegt der
Ductus Cochlearis, ein mit Endolymphe gefüllter schlauchartiger
Raum.

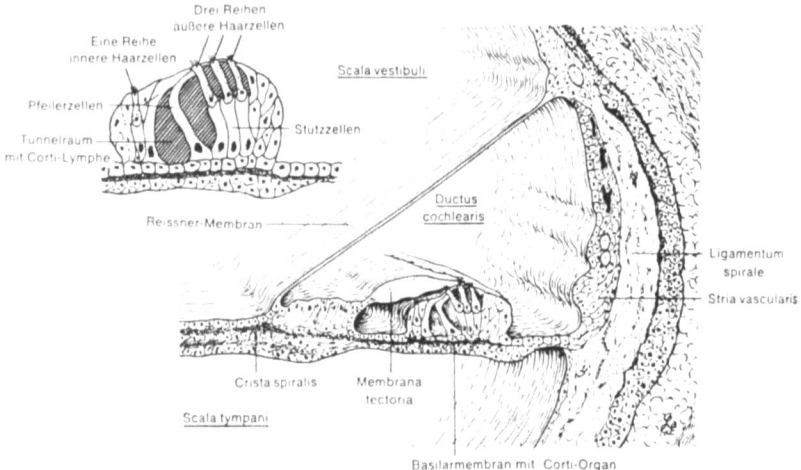

Abb. 4. Ductus cochlearis mit Corti-Organ. (Nach BOENNINGHAUS (6))

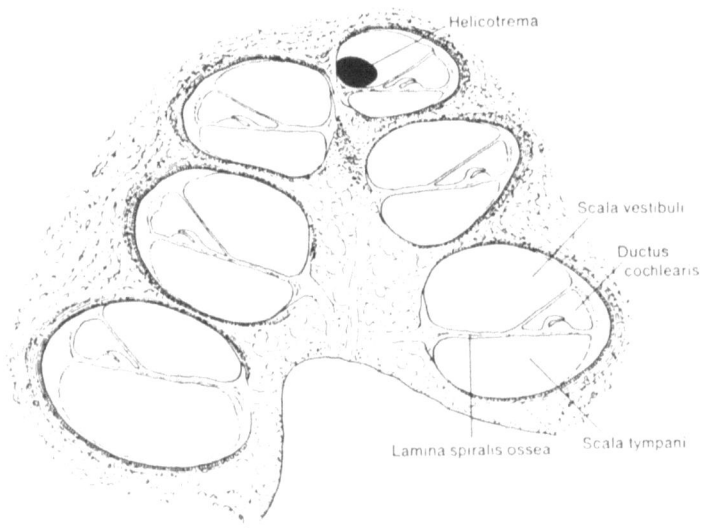

Abb. 5. Schnitt durch die Schnecke. (Nach BOENNINGHAUS (6))

Er enthält je nach Lage 3-4 Reihen äußere Haarzellen (12000) und 1 Reihe innere (3500). Die Zellen haben eine Länge von 50 μ (Abb. 4 und 5). Die Zahl der Sinneshaare schwankt zwischen 40 und 150 je Zelle. Diese Sinneszellen wandeln den akustischen Reiz in elektrische Impulse um. Bei Beschallung mit einem reinen Ton werden nur die Haarzellen eines kleinen Gebietes erregt.

Die Funktion der Haarzellen ist, wie durch KOIDE und MORIMOTO (41) erforscht, weitgehend von dem im Rahmen des Zellstoffwechsels erforderlichen Sauerstoffverbrauch abhängig. Bei Einwirkung hoher Schallintensitäten nimmt der Sauerstoffverbrauch stark zu. Steht nicht genügend Sauerstoff zur Verfügung, tritt ein Energiedefizit ein, das sich soweit vergrößern kann, daß die Zelle bleibenden Schaden erleidet und schließlich auch absterben kann.

Zwischen dem ständig bestehenden Ruhepotential und dem durch den Schallreiz entstehenden Potential in den Haarzellen resultiert der Reizfolgestrom (cochlear microphonics). Der Reizfolgestrom

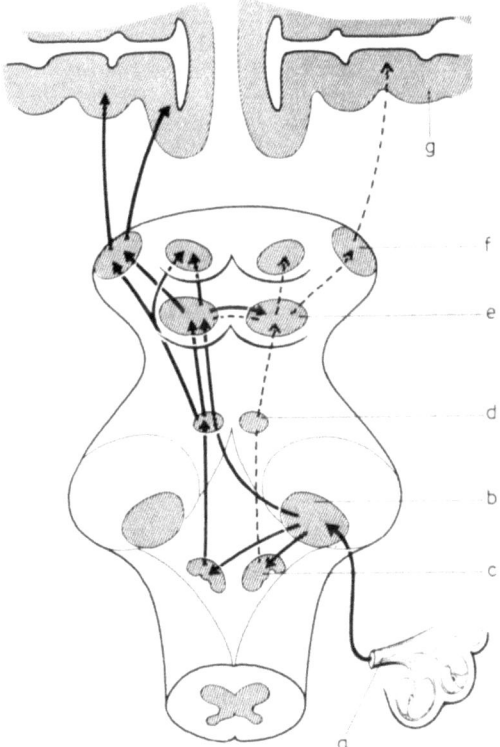

Abb. 6. Die zentralen akustischen Bahnen eines Ohres. Die überwiegenden gekreuzt aufsteigenden Bahnen sind mit durchgehenden, die zur gleichseitigen Rinde aufsteigenden mit unterbrochenen Linien gezeichnet. a) N. acusticus; b) Akustikuskerne mit erster Querverbindung; c) obere Olive; d) laterale Schleife; e) untere 4 Hügel mit zweiter Querverbindung und Abzweigung zu den oberen 4 Hügeln; f) medialer Kniehöcker; g) Hörrinde (Heschl). (Nach ZÖLLNER (100))

verursacht über die Synapsen die Aktionsströme in den Nervenfasern. Diese werden in einem Codierungsprozeß auf der zentralen
Hörbahn weitergeleitet, wobei in den Synapsen Verstärkungen, Ab-
schaltungen und Querschaltungen, insbesondere im Vierhügelgebiet
entstehen, bis die Bewußtseinssphäre des Hörzentrums in der Hirnrinde erreicht wird.

Beim Knalltrauma verursacht z.B. eine Querschaltung zum Talamus-
gebiet eine Schmerzreaktion.

Abbildung 6 zeigt ein Schema der zentralen Hörbahn, die von Hör-
physiologen (38), Anatomen (WÜSTENFELD) und Neurophysiologen
(DUNKER), cit. RAUCH (68), insbesondere bezüglich der sog. Tono-
topie erforscht wird. Im Falle einer Schädigung durch Knalle
finden nach neueren Untersuchungen (29a) neben Kernschwellungen
im Haarzellenbereich mechanische Insulte (Gewebszerreißungen)
im Cortischen Organ statt.

Für die Beurteilung der Frage im einzelnen, in welchem Ausmaß
ein oder mehrere Knallereignisse zu Schäden des Gehörs führen
können, ist die im zeitlichen Zusammenhang mit dem Knall erfol-
gende Reaktion des Hörvermögens maßgeblich. Zur Feststellung
dieser Reaktion bedienen wir uns der Tonaudiometrie in Form
der Schwellenaudiometrie, einer Hörprüfmethode, mittels der
reine Töne tiefer, mittlerer und hoher Frequenzen im Hörbereich
aus einem Tongenerator dem Prüfling dargeboten werden, und
der Schallpegel ermittelt wird, bei dem der Ton gerade gehört
wird. Die Gesamtheit der Schwellenwerte ergibt die Hörschwellenkurve (Abb. 7). Von dieser bis zu der Intensität, bei der ein
Ton als schmerzhaft empfunden wird, besteht eine Intensitäts-
breite im größten Empfindlichkeitsbereich bis 140 dB. Hörschwellenkurve und Schmerzschwelle begrenzen das sog. Hörfeld.

Der Einfachheit halber wurde die physikalisch exakte Darstellung
(Abb. 7a) der Hörschwellenkurve verlassen und die Kurve spiegel-
bildlich auf den Kopf gestellt (Abb. 7b). Statt der Hörschwellenkurve mit physikalisch definierten Ordinatenwerten entstand
die Hörempfindlichkeitskurve, die als Nullinie auf dem Audiogramm sichtbar ist.

Für den Grad der Schwerhörigkeit bzw. zu deren Erkennung ist nun
die Hörverlustdarstellung maßgeblich. Der Hörverlust wird von
0-140 dB nach unten hin aufgetragen. Die zur Hörmessung verwendete Apparatur (Audiometer) ist so geeicht, daß die Nullinie auf
dem Audiogramm dem Schwellenwert entspricht, bei dem beim Normalhörigen gerade ein Höreindruck entsteht. Bei einem Hörverlust
von z.B. 30 dB sind 30 dB Schallintensität gegenüber dem Normalhörigen erforderlich, um einen Höreindruck zu erzielen. Sinnge-
mäß bedeutet jetzt die Null-Dezibellinie die Hörschwelle eines
Normalhörigen, während die Kurven von Schwerhörigen mehr oder
weniger tief darunter liegen. In der heutigen Audiometrie ist es
eine Selbstverständlichkeit, daß neben den Luftleitungskurven
auch die Knochenleitungskurven gemessen werden. Dabei hat die
Hörverlustdarstellung den weiteren Vorteil, daß in ihr die Null-
Dezibellinie auch die Hörschwelle eines Normalhörigen für
Knochenschall bedeutet.

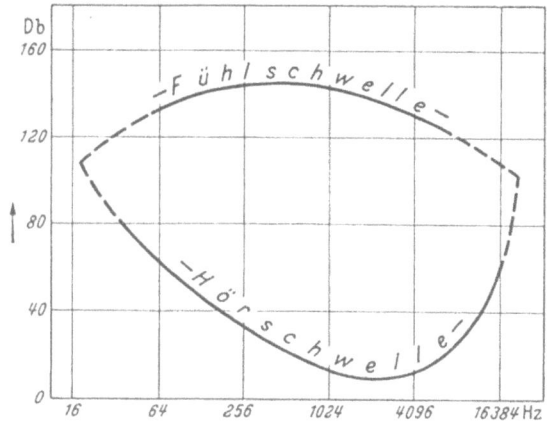

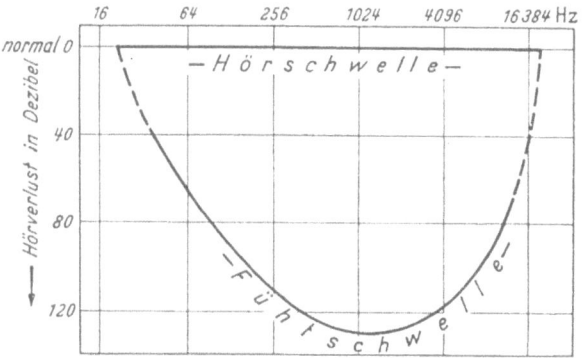

Abb. 7 a u. b. Menschliche Höreigenschaften. a) Absolutdarstellung; b) audiometrische Darstellung

Wir unterscheiden nach dem Kurvenverlauf des Audiogramms 3 Grundtypen von Hörstörungen (Abb. 8a,b,c):

1. Die Mittelohr- oder Schalleitungsstörung; hierbei liegt die Knochenleitungskurve im Bereich der Norm, während die Luftleitungskurve einen Hörverlust zeigt (Abb. 8a).

2. Die Innenohr- oder Schallempfindungsschwerhörigkeit; sie ist durch einen vom niederen bis zum höheren Frequenzbereich kontinuierlichen Abfall charakterisiert (Abb. 8b).

3. Die kombinierte Hörstörung (Abb. 8c).

Die Hörstörung durch ein akustisches Trauma fällt in der Regel in den Typ der Innenohrstörung, ist aber abweichend von dem im allgemeinen kontinuierlichen Abfall durch eine sogenannte Hochtonsenke charakterisiert (Abb. 8d,e).

Zwischen dem Kurvenverlauf der Knall- und Lärmschädigung besteht insofern ein Unterschied, als die Lärmschädigung in der Regel seitengleich ist (Abb. 8e), während der Knallschaden häufig seitendifferent auftritt (Abb. 8d). Bei Untersuchungen (108 Soldaten) anläßlich eines Gewehrschießens (3 Feuerstöße Gewehr G 3) war bei Rechtsschützen das linke Ohr in dreißig Fällen mehr betroffen als das rechte. Rechts trat nur bei 18 Soldaten eine stärkere Schwellenabwanderung als links auf. Das entspricht den unterschiedlichen Schalldrucken die rechts und links gemessen wurden. Diese können durch Abschirmwirkung von Arm und Gewehrschaft erklärt werden.

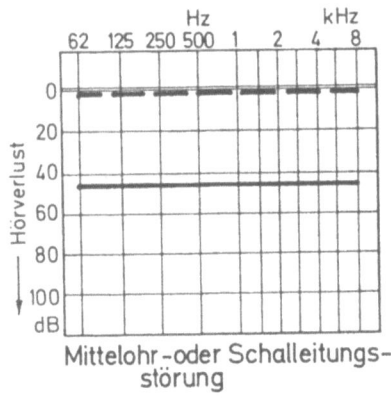

Mittelohr-oder Schalleitungsstörung

Abb. 8 a

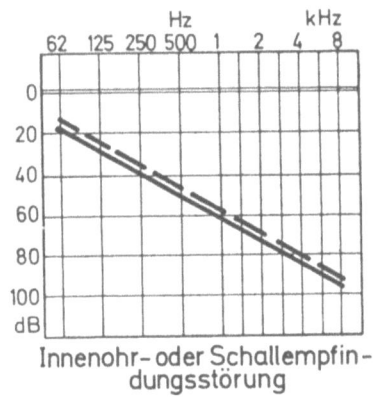

Innenohr- oder Schallempfindungsstörung

Abb. 8 b

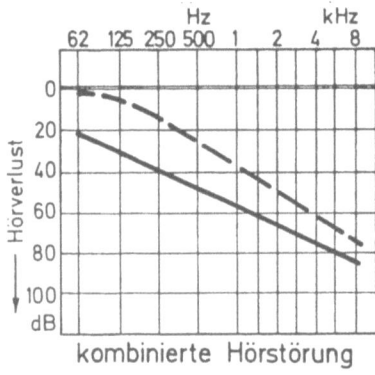

kombinierte Hörstörung

Luftleitung

Knochenleitung

Abb. 8 c

Knalltrauma

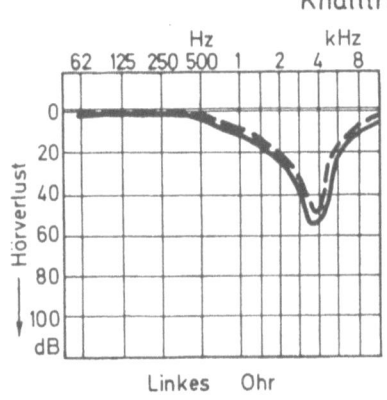

Linkes Ohr

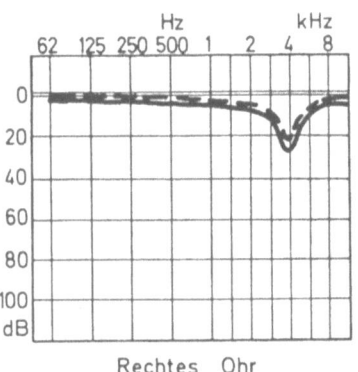

Rechtes Ohr

Abb. 8 d

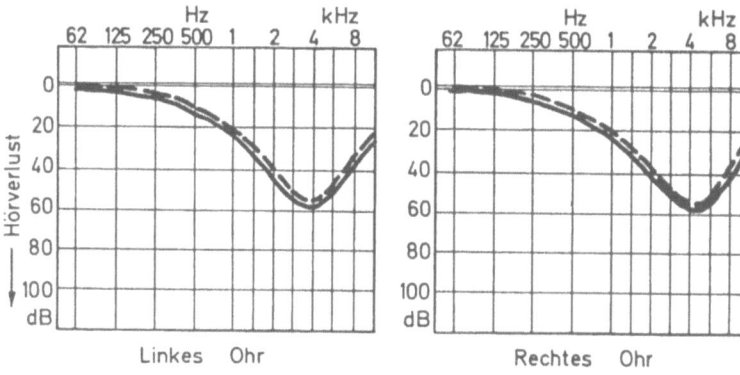

Lärmtrauma

Abb. 8 a – e.
Grundtypen der
Hörstörungen

Abb. 8 e

Beim Explosionstrauma tritt häufig durch Zerreissung des Trommel-
fells und Irritation der Schalleitungskette zusätzlich zum Innenohrschaden eine Schalleitungsstörung auf. Aber auch hier steht
der Innenohrschaden im Vordergrund.

Zur Erkennung und Behandlung der hörgeschädigten Patienten genügt im allgemeinen die Einzelaudiometrie. Um jedoch einen Überblick der prozentualen Schädigungsquote, die durch akustische
Einwirkungen hervorgerufen werden, zu gewinnen, sind audiometrische Reihenuntersuchungen, die u.a. im zeitlichen Zusammenhang
mit dem akustischen Ereignis stehen müssen, notwendig.

Die Durchführung solcher Untersuchungen auf Ohrenabteilungen der
Krankenhäuser bzw. in Facharztpraxen ist jedoch sehr zeitraubend
bzw. unter den üblichen apparativen und personellen Bedingungen
(1 Audiometer, 1 Untersucher) praktisch nicht durchführbar.

Bei der für eine audiometrische Untersuchung angenommenen Zeit
von 15 min würden zur Prüfung von 100 Personen 25 Std benötigt.
Dazu kommt der Zeitaufwand für Hin- und Rücktransport zur ärzt-
lichen Untersuchungsstelle.

Falls die Hörüberwachung eines größeren Personenkreises, der
akustischen Einwirkungen in besonderem Maße ausgesetzt ist, erforderlich ist, kommen aus Gründen der Zeit- und Personalerspar-
nis sogenannte "Screening-Tests" in Frage.

Das Prinzip bzw. der Vorteil liegt darin, eine größere Anzahl
von Testpersonen mittels einer Apparatur, die von einem Untersucher gesteuert wird, auf ihre Hörfähigkeit gleichzeitig zu
untersuchen. Die Verfahren setzen richtige Angaben der zu Prü-
fenden voraus.

Die üblichen Testverfahren sind

1. Massachusetts-Test,

2. Pulse-Tone Group Test,
   a) Reger-Newby Group Screening Audiometer,
   b) Glorig Automatic Group Screening Audiometer.

Beim Massachusetts-Test werden 3 Frequenzen, 500, 4000, 6000 Hz, geprüft. Diese werden in Form von Tonstößen 6mal hintereinander an jeden Probanden gleichzeitig vom Versuchsleiter gegeben. Die Testpersonen werden aufgefordert, bei Hören mit Handheben zu reagieren. Mittels dieses relativ groben Testes werden die Hörbehinderten erfaßt, die dann einer genaueren Untersuchung zugeführt werden. Hierbei können mit 4 Doppelkopfhörern 150 Personen in 1 Std gemessen werden. Mit dieser Methode wird in erster Linie das soziale Gehör (beidohrig) bewertet.

Die Pulse-Tone Group Verfahren werden durch einen Automaten praktiziert. Der Proband erhält ein Formblatt, das entsprechend der Tongebung, die synchron mit einem Lichtsignal erfolgt, ausgefüllt wird.

Bei dem Reger-Newby Group Test wird eine gleiche Zahl von Tonstößen auf beide Ohren gegeben, die durch ein Lichtsignal angezeigt werden. Die gehörten Töne werden durch Kreuze auf dem Formblatt vermerkt. An Hand der Kreuze wird die Hörfähigkeit beidohrig differenziert.

Der Glorig-Test ermöglicht eine Aussage der Hörfähigkeit jedes der beiden Ohren, indem synchron zu den Lichtzeichen Impulse unterschiedlicher Zahl auf das eine oder andere Ohr appliziert werden, wofür die Lichtsignaltafel eine entsprechende Anzeige gibt. Das Formblatt wird auch durch Kreuze ausgefüllt.

Schablonen, die den jeweiligen Prüfungssituationen entsprechen, werden über die ausgefüllten Formblätter gelegt. Daraus ergibt sich der Grad der Hörfähigkeit bzw. Hörstörung. Zeitbedarf für 100 Personen: 1 Std.

Solche Tests geben nur einen Überblick über die Hörsituation. Bei Hörverlustbefunden ist natürlich eine Einzelaudiometrie im Rahmen einer eingehenden ohrenärztlichen Untersuchung notwendig.

Bestimmte Fragestellungen, z.B. die der Sofortschädigung, lassen sich auf diese Weise überhaupt nicht klären. Zur Lösung des Problems ist es notwendig

1. möglichst mehrere Untersucher und Untersuchungsplätze in der Nähe des betroffenen Personenkreises bereitzustellen,

2. die Audiometrie-Anlagen beweglich und unabhängig von Netzversorgung und Witterungseinflüssen einsetzen zu können.

Um diese Forderungen zu erfüllen, wurde von mir in Zusammenarbeit mit GRANDJOT ein bundeswehreigenes Fahrzeug zum Umbau als "Audiometriemobil", abgekürzt "Audiomobil" entwickelt (Abb. 9 u. 10). Das Audiomobil ist als Koffer-Sattelauflieger mit einem modifizierten 8-t-Fahrgestell gebaut. Die äußeren Abmessungen betragen (ohne Zugmaschine):

Länge: ca. 9,20 m,
Breite: ca. 2,50 m,
Höhe: ca. 3,65 m.

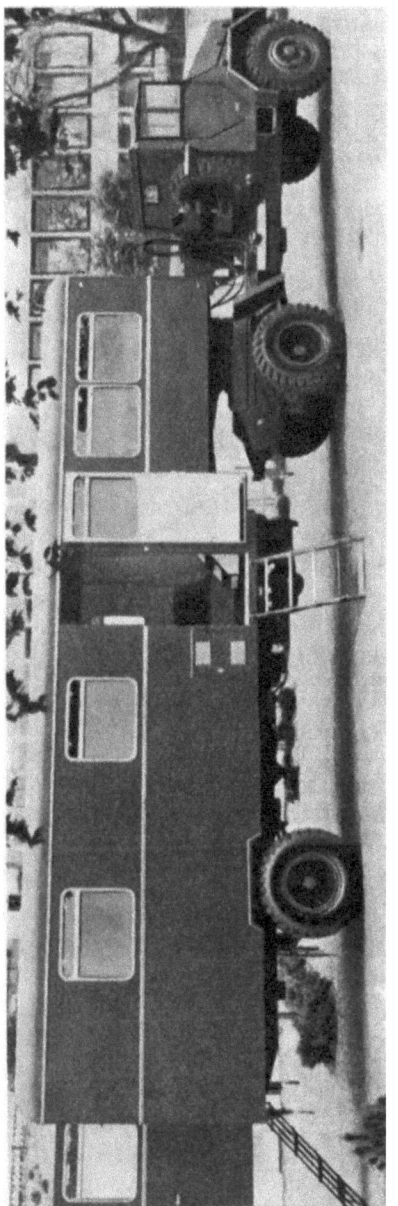

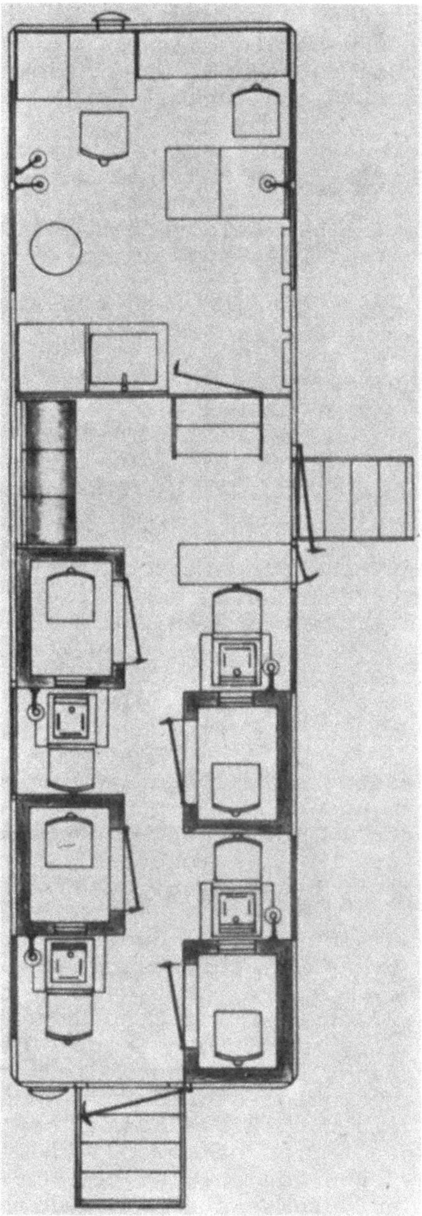

Abb. 10. Grundriß des Audiomobils. Links: Meßraum mit 4 Audiometern und 4 Hörkabinen; rechts: Arztraum für diagnostische Voruntersuchung

Abb. 9. Außenansicht des Audiomobils

Der Innenraum ist aufgeteilt in:

a) einen Arztraum   ca.   7,3 m^2,
b) einen Warteraum   ca.   2,8 m^2,
c) in den Meß- oder Prüfraum ca. 10,6 m^2.

Batteriebetrieb ermöglicht nur vorübergehende Versorgung der Meßgeräte und Lichtquellen! Für mehrtägigen Betrieb und bei kalter
Witterung ist ein mobiles Stromerzeugeraggregat erforderlich
(elektrische Heizung).

Der Meß- und Prüfraum enthält vier komplette Meßplätze und die
Schalttafel. Ein Meßplatz besteht aus einem Atlas-Großaudiometer
EM 40 und einer Hörkabine. Einer dieser Meßplätze ist zusätzlich mit einem Atlas-Sprachaudiometer EM 59 zur Sprachverständ-
lichkeitsprüfung ausgerüstet.

Die Hörkabine besitzt eine gute Isolation, die sich in folgenden
Werten ausdrückt:

Dämmung: 28 dB bei 150 -   300 Hz
          36 dB bei 300 -   600 Hz
          42 dB bei 600 - 1200 Hz
          48 dB bei 1200 - 2400 Hz
          50 dB bei 2400 - 4800 Hz
          53 dB bei 4800 - 10000 Hz.

Sie hat eine schwere und akustisch dicht schließbare Tür sowie
für die Beobachtung des Patienten ein Fenster, das aus mehrfachen starken und in Gummi gelagerten Scheiben besteht.

Im Falle einer notwendigen Eigenversorgung wird die elektrische
Energie aus 24 V-Akkumulatoren entnommen, die für die Meßgeräte
durch einen Wechselrichter auf 220 V, 50 Hz gebracht wird.

Der gesamte Aufbau des Aufliegers ist innen mit Schallschluck-
Platten ausgekleidet und zusätzlich gegen Schall isoliert. Der
Fußboden im Meß- und Warteraum hat zur Vermeidung von Trittschall
einen weichen Teppichbelag. Eine Treppen- und Notbeleuchtung ver-
vollständigt die Einrichtung.

Die Audiometrie bzw. die audiometrische Untersuchung ist keines-
wegs, wie vielfach angenommen wird, eine objektive Registrier-
methode. Aufgezeichnet werden die nach den subjektiven Angaben
des Prüflings ermittelten Schwellenwerte. Die früher übliche
Hörprüfung mit Stimmgabeln sowie mit Flüster- und Umgangssprache
durch einen Untersucher, die insbesondere, was die Sprachprüfung
anbelangt, eine starke individuelle Streuungsbreite aufwies, wird
durch ein Hörprüfgerät (Audiometer) ersetzt. Um ein wirklich ech-
tes Resultat zu bekommen, muß der Prüfling genau in die Methodik
eingewiesen werden. Ist der Untersuchte ein Patient, der in der
Regel an der Feststellung seines Gehöres bzw. seiner Schwerhörigkeit besonders interessiert ist, wird er sich von vornherein Mühe
geben, den Schwellenwert richtig anzugeben. Bei Reihen- bzw. Test-
untersuchungen, wie sie z.B. bei der Bundeswehr von mir durchgeführt werden, sind manche Prüflinge nur bedingt oder gar nicht
an der Untersuchung bzw. deren Ergebnis interessiert. Bei diesem
Personenkreis werden in der Regel Schwellenwerte angegeben, die
nach meinen Erfahrungen 10-20 dB unter der echten Hörschwelle
liegen. Aber auch unabhängig von dem Interesse oder Desinteresse
an der Messung muß der Meßvorgang als solcher von dem Prüfling
erlernt werden. Dabei spielen Musikalität und Intelligenzgrad
eine Rolle. Ein musikalisch interessierter bzw. musikausübender

Mensch wird sich auf Töne von vornherein besser konzentrieren
können, ebenso ein Mensch, der versucht, den Sinn solcher Untersuchungen zu erkennen.

Neben diesen im wesentlichen im "Unbewußtsein" des Prüflings liegenden Fehlerquellen spielen auch die bewußten Täuschungsmanöver
eine Rolle. Reihenuntersuchungen von MINNIGERODE (51) haben gezeigt, daß auch bei sorgfältigen audiometrischen Untersuchungen
ein schlechteres Hörvermögen als das vorhandene wiederholt angegeben werden kann. Beim Dienst in der Bundeswehr ist auch die
Dissimulation zu berücksichtigen, bei der ein besseres Hörvermögen als das tatsächlich vorhandene angegeben wird. Eigene Beobachtungen beim Maschinenpersonal von Schnellbooten der Bundes-
marine zeigten dies aus dem verständlichen Wunsch, in der Bord-
kameradschaft zu verbleiben und nicht wegen eines Hörschadens
abgelöst zu werden. Man benötigt daher gerade für solche Reihenuntersuchungen in der Audiometrie erfahrene Mitarbeiter, die auch
die Simulations- und Dissimulationsteste beherrschen. Solche
Teste sind meist in den Gebrauchsanweisungen der Audiometer enthalten; sie können im übrigen in jedem Lehrbuch der Hals-Nasen-
Ohrenheilkunde bzw. speziell der Audiometrie nachgelesen werden.

D. Physikalische Aspekte des Knalles

Physical Aspects of Impulse Noise (Loud Bangs)

Summary. The characteristics of impulse noise and several acoustic fundamentals for use in assessment of gunfire are elucidated. Measurement technique and procedures as well as the definition of the effective duration of an impulse are described.
This is followed by results of gunfire measurements and a description of measurements of sound attenuation by hearing protective devices.

Zusammenfassung: Es werden das Wesen des Knalles und einige akustische Grundgrößen zur Beurteilung von Waffenknall erläutert.
Meßtechnik und Meßmethodik sowie die Wirkdauerdefinitonen des Knalles werden beschrieben. Es folgen Meßergebnisse von Waffenknall und Angaben über Messungen der Schall-Dämmung von Gehörschutzgerät

I. Vorbemerkung

Schom beim Lesen der ersten Zeilen dieses Abschnittes mag mancher Leser geneigt sein, ihn zu überschlagen, weil er die Physik des Knalles in diesem Buch für überflüssig hält, oder weil ihm dieser Abschnitt zu ausführlich behandelt erscheint.

Die Verfasser sind jedoch zu der Auffassung gelangt, daß zum weiteren Verständnis dieses Buches die physikalischen Zusammenhänge und die Messung von Knall und Lärm behandelt werden sollten.

Obwohl Knall und Lärm beide ein akustisches Trauma hervorrufen können, sind sie physikalisch unterschiedlich und werden meßtechnisch auch unterschiedlich behandelt.

Einige Fragen zu akustischen Problemen, die zum Verständnis des weiteren Teils nicht unbedingt gebraucht werden, aber gerade in diesem Zusammenhang nicht uninteressant sind, werden im Anhang zusammengestellt.

II. Akustische Grundgrößen zur Beurteilung von Knall und Lärm

Hörbereich

Der Hörbereich des menschlichen Ohres umfaßt den Frequenzbereich von ca. 16 Hz - 20.000 Hz, wobei Hz (Hertz) die Schwingungszahl/Sekunde ist.

Der Frequenzbereich unter 16 Hz wird als Infraschall und der Bereich oberhalb von 20 kHz als Ultraschall bezeichnet. Da die Einflüsse beider letztgenannten Schallbereiche im Knall nicht genau bekannt sind, sollten Infraschall, Hörschall und Ultraschall in der Meßtechnik, soweit mit vertretbaren Mitteln möglich, erfaßt werden.

Physikalischer Schalldruckpegel dB und dB(A)

Die Wahrnehmungsfähigkeit des menschlichen Ohres umfaßt einen großen Schalldruckbereich. Die Hörschwelle liegt bei ca. $2 \cdot 10^{-10}$ bar entsprechend $2 \cdot 10^{-5}$ N/m^2 und die Schmerzschwelle für Dauergeräusche bei ca. $2 \cdot 10^{-4}$ bar entsprechend 20 N/m^2. Knalle am Ohr der Waffenbediener können Spitzendruckwerte von ca. $6 \cdot 10^{-1}$ bar entsprechend $6 \cdot 10^4$ N/m^2 annehmen.

(Zusammenstellung der gebräuchlichen Druckeinheiten s. Tabelle 9 und 10 mit Erläuterung und graphischer Darstellung (s. Abb. 69) im Anhang Ziffer I).

Um diesen großen Schalldruckbereich in übersichtlicher Form darzustellen, ist es in der Akustik üblich, die Druckpegel in dB (Dezibel = $\frac{1}{10}$ Bel) anzugeben.

Das "Bel"[1] ist die Definition für die logarithmische Darstellung von Leistungsverhältnissen, also $\lg \frac{\text{Leistung } P}{\text{Bezugsleistung } P_O}$.

Demnach ist der Leistungspegel

$$L_p = 10 \cdot \lg \frac{P}{P_O} \quad (dB) \tag{1}$$

Da der Schalldruck p im quadratischen Verhältnis zur Schalleistung P steht, ergibt sich für den Schalldruckpegel die Beziehung

$$L = 20 \cdot \lg \frac{p}{p_O} \quad (dB) \tag{2}$$

Der Bezugsschalldruck ist mit

$$p_O = 2 \cdot 10^{-4} \,\mu bar = 2 \cdot 10^{-10} \text{ bar oder } 2 \cdot 10^{-5} \text{ N/m}^2$$

international vereinbart (s. auch Anhang Ziffer I).

Alle für die Schallmessung verwendeten Schallpegelmesser arbeiten entweder mit logarithmischen Verstärkern oder haben logarithmisch geteilte Skalen. Sie zeigen demnach den Schalldruckpegel nach der letztgenannten Gleichung (2) an.

Bei der Beurteilung von *Lärm*einwirkungen ist nicht der über den gesamten hörbaren Frequenzbereich von 16 Hz - 20 kHz *lineare* Schallpegel von Wichtigkeit, sondern der *bewertete* Schallpegel in dB(A). Ein in den Schallpegelmessern eingebautes A-Filter unterdrückt die tiefen und hohen Frequenzen mehr oder weniger

---

[1] "Bel" nach GRAHAM BELL (1847-1922).

und stellt den Frequenzbereich 1000-6000 Hz überhöht dar. Hierdurch wird die Gehörcharakteristik im niederen Druckbereich in etwa nachgebildet.

In Abb. 11 ist unter anderem die IEC-Bewertungsfilterkurve[2] für das A-Filter dargestellt.

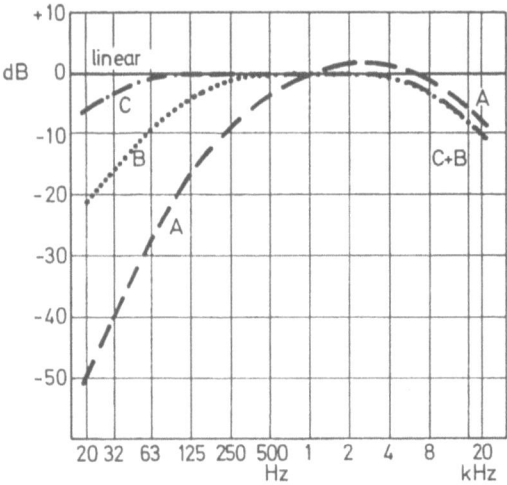

Abb. 11. Frequenzgang der Bewertungsfilter A, B und C für Schallpegelmessungen

Phon

Das Phon ist eine physiologische Größe, und stellt die dimensionslose Einheit der Lautstärke dar. Es ist also eine Empfindungs- und keine Meßgröße.

Zwischen der subjektiven Größe Phon und dem physikalischen Schallpegel besteht der von ROBINSON und DADSON ermittelte und in Abb. 12 gezeigte Zusammenhang. Nur bei der Frequenz 1000 Hz ist der Phon-Wert gleich dem des physikalischen Schallpegels.

Die Meßgeräte für DIN-Lautstärke, z.T. noch fälschlicherweise als "Phon-Meßgeräte" bezeichnet, zeigen die Meßdaten in DIN-Phon an.

Bei den DIN-Phon-Messungen werden je nach zu messendem Pegelbereich die Schallpegel mit 2 verschiedenen der Ohrempfindungskurve nur grob angepaßten Filtern bewertet.

Der deutsche Normen-Ausschuß hat sich mit DIN 45633 vom Juli 1968 der internationalen Normung angepaßt und läßt keine DIN-Phon-Messungen mehr zu. Statt dessen sollen dB(A)-Messungen mit Präzisions-Schallpegelmessern durchgeführt werden.

---

[2]IEC = International Electrotechnical Commission.

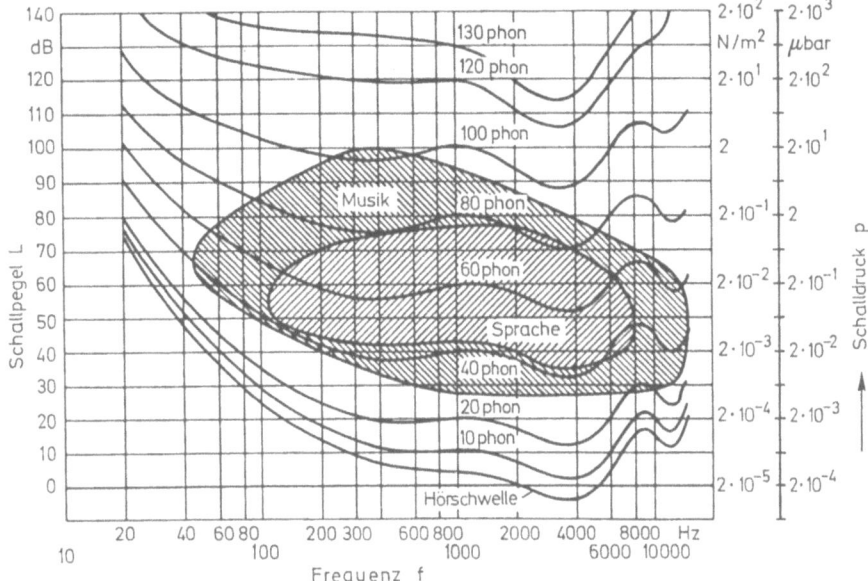

Abb. 12. Kurven gleicher Lautstärke nach ROBINSON und DADSON

Effektivwert
Lärmmessungen - Effektivwertmessungen

Der Effektivwert ist der quadratische (energetische) Mittelwert
eines Signales. Bei Lärmmessungen wird er mit einem Präzisions-
Schallpegelmesser (DIN 45633, Bl. 2) ermittelt und angezeigt. Dabei
unterscheidet man 3 verschiedene dynamische Anzeigearten:
1. "Impuls"-   Integrationszeitkonstante   35 msec
2. "Schnell/Fast"-Integrationszeitkonstante   200 msec
3. "Langsam/Slow"-Integrationszeitkonstante   500 msec

Bei fast allen Lärmmessungen wird die Einstellung "Schnell/Fast"
vorgenommen. Die Schalterstellung "Impuls" wird bei Lärmmessungen mit herausragenden Spitzen, z.B. in Stanzereien, Webereien
usw. angewendet.

Spitzenwert
Knallmessungen - Spitzenwertmessungen

Bei den Knallmessungen im Hinblick auf gehörschädigende Wirkung
hingegen ist auch eine Integrationszeitkonstante von 35 msec für
eine eindeutige Meßwertunterscheidung zu lang. Hier muß also der
Druck-Zeit-Verlauf möglichst genau mit seinem Spitzenwert erfaßt
werden.

Druck-Zeit-Verlauf

Zur physikalischen Beurteilung eines Knalles benötigt man in
erster Linie seinen Druck-Zeit-Verlauf, wobei zweckmäßigerweise

auf der Ordinate der Druck und auf der Abszisse die Zeit aufgetragen wird.

Der Schalldruck p ist dabei der dem statischen Gleichluftdruck
p_A (Luftdruck vom Barometer ca. 1000 mbar) zeitlich additiv über-
lagerte Druck. Solange der Schalldruck p klein ist im Verhältnis
zu p_A, treten keine Verzerrungen auf. (Auswirkungen in der positiven wie in der negativen Richtung sind gleich: Schall im üblichen Sinne.)

Bei Knallen, die in bezug auf mögliche gehörschädigende Wirkungen untersucht werden, ist meistens der positive Anteil ($p_A + p$)
viel größer als der negative ($p_A - p$) (s. Abb. 13).

Der negative Anteil kann maximal nur bis zum Nullwert, also zum
Vakuum führen, während in der positiven Phase des Knalles hohe
Spitzendrucke auftreten. Diese können im Nahbereich von Waffen
- beispielsweise bei Untersuchungen hinsichtlich der Materialbe-
anspruchung - Werte bis 10 bar (ca 10 at) annehmen.

Die Druckwerte auf der Ordinate des Druck-Zeit-Verlaufes werden
durchweg im linearen Druckmaß bar, mbar (Millibar = 1/1000 bar)
oder µbar (Mikrobar = 1/1000 000 bar) gemessen und registriert.

Die Spitzenwerte werden jedoch meistens nach der unter *dB* auf
S.19 angegebenen Formel 2 umgerechnet. Sie können außerdem mit
logarithmischen Spitzenwertanzeigern in dB festgehalten werden.
Die Abszissenachse ist die Zeitachse. Ihr Maßstab wird durch die
einstellbare Ablenkgeschwindigkeit des Elektronenstrahls im
Oszillographen bestimmt.

III. Knall allgemein, Knallarten

Der Knall ist ein plötzlich einsetzender, kurzzeitiger Luftstoß,
der oft so energiereich ist, daß er erhebliche Hörschäden verursachen kann. Das gilt auch insbesondere deswegen, weil die
Leistungssteigerung moderner Waffen leider auch intensivere
Knalle und damit eine erheblich vermehrte Gefährdung des Gehörs
der Waffenbediener und Ausbilder mit sich bringt.

Knalle, erzeugt durch Feuerwaffen und Explosionen von Sprengstoffen,
haben einen speziellen Charakter, der hier in seinem physikalischen
Wesen betrachtet werden soll.

Es gibt eine vielfältige Anzahl von Knallen, von denen hier einige
angeführt werden:

Mündungsknall.

Abschußknall rückstoßfreier Waffen mit Knallquellen an der Mündung
und an der Düse der betreffenden Waffe.

Einschlagknall und *Zerlegerknall* in der Luft (Zeit- oder Bodenab-
standszünder) von detonierenden Geschossen.

Explosionsknall (Sprengungen, detonierende Minen, Vernichtung von
Munition usw.)

Geschoß- oder Kopfwellenknall, falls das Geschoß mit Überschallgeschwindigkeit fliegt.

Flugzeugknall (Bang oder Sonic-Boom), der von einem mit Überschallgeschwindigkeit fliegenden Flugzeug ausgeht.

Eigentlich ist der Knall zunächst nicht einzuordnen in den Bereich der Akustik, sondern in den Bereich der Strömungslehre, der Gasdynamik und der Verdichtungsstöße. In den Fronten der Verdichtungsstöße ändern sich Druck, Geschwindigkeit, Dichte und Temperatur sehr rasch von kleinen Werten vor der Stoßwellenfront bis zu großen Werten in bzw. kurz hinter der Front.

Die Auswirkung des Knalles auf das menschliche Ohr, das ungeschützt oder mit Gehörschutz versehen ist, wird jedoch unbedingt als ein akustisches Problem aufzufassen sein.

IV. Der Waffenknall

Zur Erfassung des Waffenknalls ist es erforderlich, den zeitlichen Knallverlauf auszumessen, um so ein Knall-Zeit-Diagramm zu erhalten. Es sei hier gleich darauf hingewiesen, daß bei den von uns durchgeführten Überprüfungen von Knallereignissen in einigen Fällen zusätzlich auch die spektrale, also die frequenzmäßige Zusammensetzung des Knalles, ermittelt worden ist, was zu einem Knall-Frequenz-Diagramm führte. In Abb. 13 ist der zeitliche Druckverlauf von einem Mündungsknall in vereinfachter Form ohne besondere Einflüsse dargestellt.

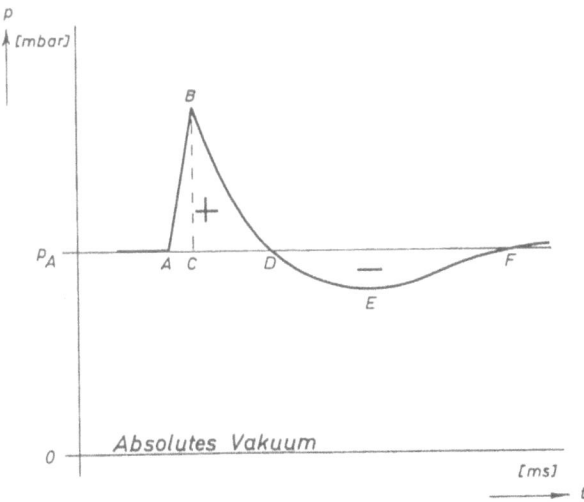

Abb. 13. Druck-Zeit-Verlauf eines Knalles p = f (t). Idealisierte Form

Ausgehend vom statischen Gleichdruck p_A (Luftdruck am Meßort) beginnt bei A der Überdruck und erreicht rasch in der Zeit A-C den Höchstwert B, der als Spitzenwert p in mbar gemessen und von uns zumeist zusätzlich als Dezibelwert angegeben wird (s. hierzu auch Anhang Ziffer I und II mit Abb. 70).

Der anschließende etwa exponentielle Abfall vom Spitzenwert zurück zum Druck p_A erfolgt stets viel langsamer als der steile Anstieg zu Beginn. Bei D ist die positive Phase beendet. In der anschließenden negativen Phase kommt es dann zu einem Unterdruck mit der größten Amplitude bei E, die aber - abgesehen von Sonderfällen, auf die später eingegangen wird - im Vergleich zum positiven Spitzendruck viel kleiner ist. Bei F ist dann wieder der Wert des Luftdrucks p_A am Meßort erreicht.

Vorweg sei gesagt, daß die positiven Spitzendruckwerte der Abschußknalle von leichten Waffen bis zu schweren Geschützen am Ort des Bedienungs- bzw. des Ausbildungspersonals etwa im Bereich von 2 mbar (= 140 dB) bis 600 mbar (ca. 190 dB) liegen. Diese Werte sollten auch bei zukünftigen Neuentwicklungen von Waffen nicht überschritten werden.

Sobald bei feuernden Rohrwaffen der Geschoßboden die Mündung verläßt, strömen die treibenden Pulvergase mit Überschallgeschwindigkeit aus. Dadurch entstehen mehr oder weniger starke Stoßwellen.

Bei sehr schwachen Stoßwellen mit einem Spitzendruck von p = 1 mbar (= 134 dB) beträgt die Anstiegszeit (also die Zeit A-C in der Abb. 13) etwa 4 μsec. Der Zusammenhang zwischen Spitzendruck, Frontbreite der Stoßwellenfront, Anstiegszeit und der Aufsteilungseffekt sind im Anhang (Ziffer II) näher erläutert!

Eine derartige Anstiegszeit ist bei dem heutigen Stand der Technik gerade noch mit den modernsten Druckaufnehmern erfaßbar. Im Nahbereich der Mündungs- bzw. Abschußknalle ist jedoch der Spitzenwert im Druckverlauf viel höher. Damit ist auch die Anstiegsflanke viel steiler und die Anstiegszeit ist kürzer als 4 μsec.

Die dabei auftretenden Anstiegsflanken können mit den uns heute zur Verfügung stehenden Aufnahmemikrofonen nicht zeitgetreu wiedergegeben werden.

Man kann nur aussagen, daß "die Anstiegszeit kürzer sein muß als 4 μsec". Die Zeit der positiven Phase (also die Zeit A-D in der Abb. 13), die durchweg etwas kürzer ist als die Zeit der negativen Phase (D - F), ist von Geschützart und Ladung (Pulvermenge) abhängig. Aufgrund der Ausbreitungsbedingungen in der Luft verändert sich der Knall (bzw. das Druck-Zeit-Diagramm) mit zunehmender Entfernung von seinem Entstehungsort. Selbstverständlich nimmt bei zunehmender Entfernung die Stärke des Knalles, also der Spitzenwert, sehr schnell ab. Erwähnt sei, daß bei dieser Ausbreitung in der Luft die hohen Frequenzanteile stärker gedämpft werden als die tiefen Frequenzen, so daß bei größerer Entfernung der steile Anstieg zum Spitzenwert, der sicherlich als Ursache der Hörschädigung mitentscheidend ist, allmählich immer mehr abgeflacht wird.

Der in der Nähe feuernder Waffen unangenehme scharfe Knall wird
dadurch mit zunehmender Entfernung von der Knallquelle mehr und
mehr dumpf empfunden.

Gegenüber dem idealisierten Knalldruckverlauf treten in Wirklichkeit immer zusätzliche Reflexionen auf, z.B. am Erdboden, an Ge-
schützteilen, an den Prallflächen von Mehrkammermündungsbremsen,
bei Schiffsgeschützen an den Decksaufbauten und in Fahrzeugen
(in Panzern und Selbstfahrlafetten).

Wie sich derartige Reflexionen im Druck-Zeit-Diagramm auswirken
können, zeigen im Prinzip die Abb. 14a und b bei nur einer Reflexion.

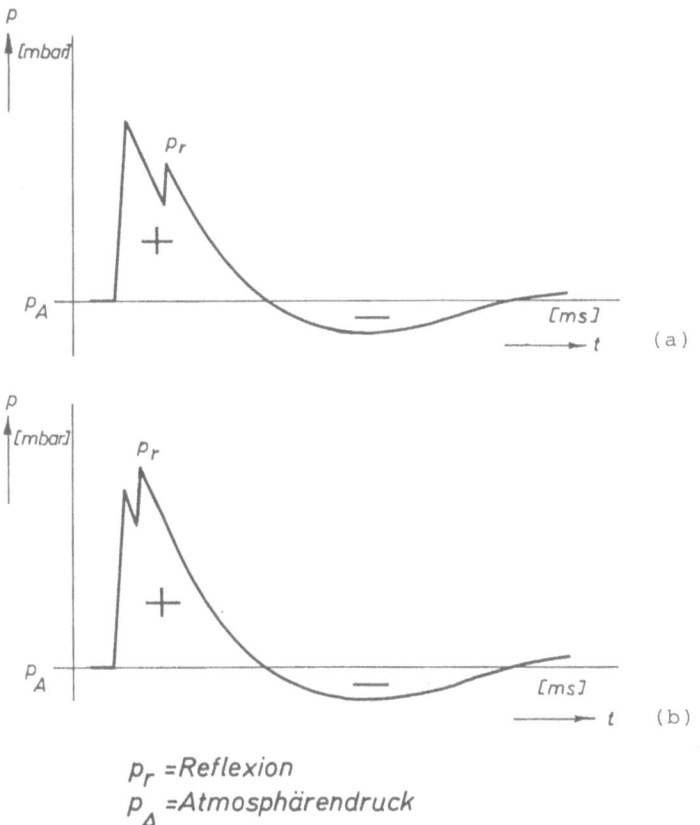

p_r =Reflexion
p_A =Atmosphärendruck

Abb. 14 a u. b. Auswirkung einer Reflexion im Druck-Zeit-Diagramm

Je nachdem, wie groß der Weg des Schallstrahles von der Knallquelle zum Reflexionsort und von dort zum Druckaufnehmer ist,
kann die Reflexion p_r kleiner (Abb. 14a) bzw. größer (Abb. 14b)
als der anfängliche Spitzendruck sein.

Neben dem Knall-Zeit-Diagramm dürfte es auch nützlich sein, den
Knall in seiner spektralen Zerlegung zu überprüfen. Die herkömm-

liche Analysiermethode mit Hilfe von Filtern (Schmalband-, Terz-
oder Oktavfilter) ist bei der Untersuchung von Knallen nicht möglich. Im Vergleich zu der kurzen Dauer eines Knalles sind die
Einschwingzeiten dieser Filter zu lang und würden bei einer der-
artigen Analyse fehlerhafte Ergebnisse liefern.

Schon FURRER hat 1946 (21) deswegen aus Druck-Zeit-Diagrammen
die spektrale Zerlegung von Knallen mit großem Zeitaufwand durch
Rechnung (Fourier-Integral) ermittelt (Abb. 15a u. b).

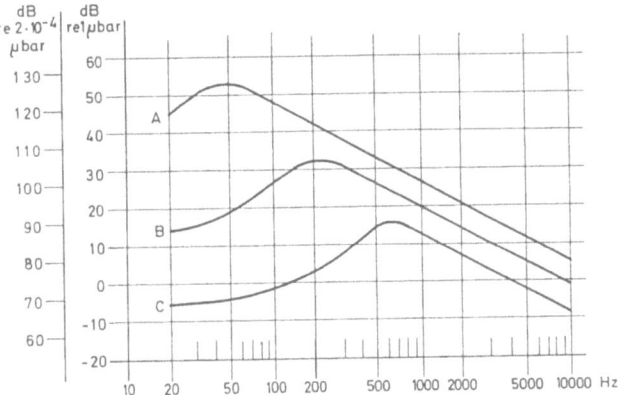

Abb. 15a. Frequenzspektrum von Knallen (Analyse $\hat{=}$ 1 µbar/Hz). A: 15-cm-
Kanone in 10 m Entfernung; B: 2-cm-Flab-Kanone in 2 m Entfernung; C: Pistole in 0,85 m Entfernung

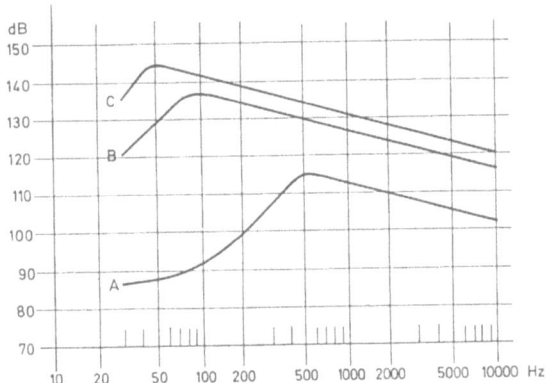

Abb. 15b. Spektren von Knallen; über Oktaven summiert; 0 dB $\hat{=}$ 2 x 10^{-4} µbar.
A: Pistole in 0,85 m Entfernung; B: 7,5 cm-Kanone in 5 m Entfernung; C: Explosion von 4 kg TNT in 4 m Entfernung

Zu beachten ist, daß in Abb. 15a die Knallanalyse bei konstanter
Bandbreite und zwar in µbar/Hz durchgeführt wurde.

In Abb. 15b ist die spektrale Zerlegung über Oktaven summiert
dargestellt (22).

FURRER (23) macht in bezug auf das Unterscheidungsvermögen des
Ohres für Tonhöhenunterschiede den Vorschlag, bei mittleren und
hohen Frequenzen eine Analyse mit konstantem Frequenzverhältnis
und bei tiefen Frequenzen eine mit konstanter Bandbreite durchzuführen.

Hinsichtlich möglicher Hörschädigungen durch Knalle ist jedoch
noch nicht klar zu entscheiden, ob die spektrale Zerlegung von
Knallen mit konstanter Bandbreite oder mit konstanten Frequenz-
verhältnissen (Oktav- oder Terzspektren) durchgeführt werden
muß.

Daher wird es für richtig erachtet, die Analysen mit konstanter
Bandbreite = Amplitudendichtespektrum vorzunehmen, um gegebenenfalls jederzeit durch Rechnung über Terzen oder Oktaven summieren
zu können.

Wird jedoch über Oktaven summiert, so sind bei hohen Frequenzen
infolge der höheren Bandbreiten auch kleine Druckanteile des
Amplitudendichtespektrums nicht zu unterschätzen.

Eine heutige Methode zur Frequenzanalyse von Knallen mit Digital-
rechnern ist die schnelle Fourier-Transformation nach COOLEY und
TUKEY, die aus einem Zeitsignal das gewünschte Spektrum liefert.
Im Analysator wird das analoge Druck-Zeit-Signal entweder direkt
vom Druckaufnehmer oder vom Magnetband her, das den Knall aufge-
nommen hat, mit Hilfe eines Analog-Digitalwandlers quantisiert
und abgespeichert.

Ein entsprechend programmierter Computer berechnet das Spektrum,
das in wenigen Sekunden nach dem Knall entweder auf einem Sicht-
gerät oder einem Plotter dargestellt wird (30).

V. Messung des Knalles

Zur Messung des Druck-Zeit-Verlaufes an den gewünschten Punkten
dienen Meßketten.

Abbildung 16 zeigt eine solche Meßkette im Blockschaltbild. Sie
besteht bei minimalstem Aufwand aus einem Druckaufnehmer (Hochdruckmikrofon), einem Verstärker und einem Elektronenstrahl-
oszillographen mit Schirmbildkamera.

Zur rechtzeitigen Auslösung der Zeitablenkung des Elektronenstrahls wird außerdem noch ein "Triggermikrofon" mit zugehörigem
Verstärker benötigt. Es wird zwischen Knallquelle und Meßmikrofon
aufgestellt.

Die ankommende Stoßwelle erreicht dann zuerst das Triggermikrofon
und löst die einmalige Zeitablenkung des Lichtpunktes auf dem
Bildschirm aus.

Trifft nun die Knallwelle auf das eigentliche Meßmikrofon, so
gibt dieses nach entsprechender Verstärkung ein der Druckänderung

proportionales elektrisches Signal ab und lenkt damit den Elektro-
nenstrahl auch in der Ordinatenachse aus. Die Zeitablenkung des
Oszillographen muß so gewählt sein, daß das gesamte Knallereig-
nis am Schirmbild erscheint und mit einer Kamera festgehalten
werden kann.

Der Abstand Meßmikrofon-Triggermikrofon (meistens einige Dezime-
ter) hängt von der gewählten Oszillographen-Ablenk- und von der
Stoßwellengeschwindigkeit ab.

Zur raschen Bestimmung des Spitzendrucks wird sehr oft ein
Spitzenwertanzeiger mit Halteschaltung parallel zum Meßeingang
des Oszillographen geschaltet.

In vielen Fällen ist es zweckmäßig, das Druck-Zeit-Signal auch
noch mit einem FM-Magnetbandgerät (Frequenzbereich O-400 kHz)
aufzunehmen. Dadurch ergibt sich die Möglichkeit,

1. Druck-Zeit-Verläufe zu archivieren,

2. durch Zeitdehnung und nochmalige Registrierung mit dem Elek-
   tronenstrahl-Oszillographen eine andere Auflösung zu erreichen,

3. durch langsamere Wiedergabe eine Frequenz-Transformation des
   Vorganges zu tieferen Frequenzen hin zu erreichen. Hierdurch
   können z.B. Signale im Frequenzbereich von O bis maximal 400
   kHz aufgezeichnet werden und im Frequenzbereich von O bis
   7,5 kHz zwecks Weiterverarbeitung wiedergegeben werden.

Das Triggersignal wird dabei auf einer separaten Spur des mehr-
kanaligen Magnetbandes aufgezeichnet.

Wird neben dem Druck-Zeit-Verlauf auch das Spektrum des Knalles
gewünscht, so wird der uns zur Verfügung stehende Fourier-Analysator Hewlett Packard Type 5450 ebenfalls in der in Abb. 16 gezeigten Form an die Meßkette angeschlossen.

Auch hier wird an den Analog-Digital-Wandler des Analysators das
Trigger-Signal angelegt, um den Knalldruckverlauf im richtigen
Augenblick in den Speicher des Computers einzulesen. Das einge-
lesene Signal erscheint nun im Druck-Zeit-Bereich auf dem Bild-
schirm des Anzeigegerätes und zwar in punktförmiger Abtastung
(Digitalanzeige). Über ein Tastenfeld können nun bestimmte Be-
fehle der vorher eingelesenen Systemsoftware abgerufen werden.
Diese veranlassen den Computer zur Berechnung und Anzeige des
Knallspektrums, das in wenigen Sekunden am Bildschirm sichtbar
wird.

Das Schirmbild kann:

1. mit einer Sofortbildkamera festgehalten,

2. mit einem X-Y-Schreiber bzw. Plotter gezeichnet,

3. mit Hilfe einer Fernschreibmaschine zahlenmäßig geschrieben
   werden.

Mit dem genannten Fourier-Analysator kann man Spektralanalysen
bis 25 kHz durchführen. Signale mit Frequenzanteilen >25 kHz müssen mit dem FM-Magnetbandgerät aufgezeichnet werden.

Durch Aufnahme-Wiedergabe-Transformation der Bandgeschwindigkeit kann dann auch der Ultraschallbereich spektral untersucht werden.

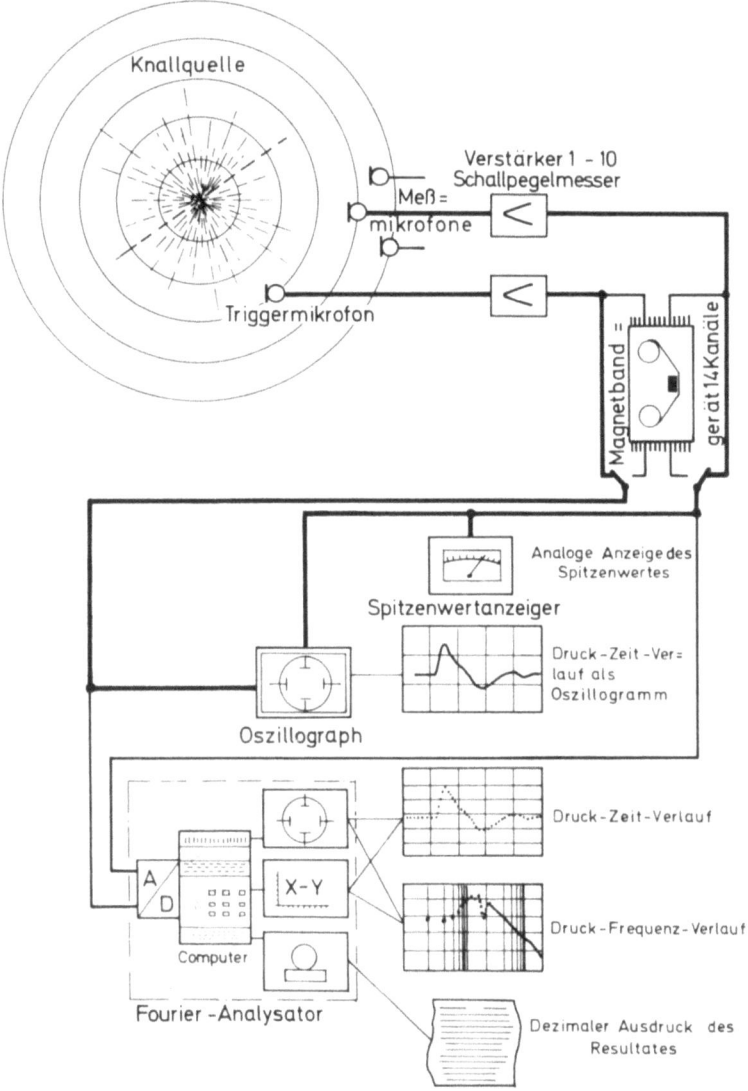

Abb. 16.   Meßkette zur Messung von Knall im Blockschaltbild

Druckaufnehmer

Das wichtigste, aber auch das kritischste Glied in der Meßkette ist der *elektro-akustische Wandler* (Druckaufnehmer, Hochdruckmikrofon).

Zur Freifeldmessung von Waffenknallen werden fast ausschließlich mechanisch-elektrische Wandler benutzt. Sie sind meist entweder

Kondensator-Mikrofone oder piezo-elektrische Aufnehmer. In den letzten Jahren sind auch Druckmeß-Transistoren entwickelt worden.

Zur möglichst getreuen Aufzeichnung des Druck-Zeit-Verlaufes muß eine Vielzahl von Anforderungen an die elektrischen und mechanischen Kenngrößen der Aufnehmer gestellt werden:

1. Der *Druckmeßbereich* muß so breit ausgelegt sein, daß alle in Frage kommenden Knalldrucke erfaßt werden können.

2. *Großer Frequenzbereich*: Die untere Grenzfrequenz sollte möglichst nahe bei O Hz liegen, um hinreichend genau den ersten Nulldurchgang (Punkt D in Abb. 13) registrieren zu können; die obere Grenzfrequenz muß sehr hoch sein, um den steilfrontigen Druckanstieg registrieren zu können. Heutige Aufnehmer erreichen ca. 500 kHz (Quarzdruckaufnehmer Kistler 603 B) und ca. 700 kHz (Halbleiterdruckaufnehmer Kulite, Semiconductor Products, Inc. XCQL - 050 - 100, ausgesuchte Exemplare 7 MHz).

3. Möglichst konstanter Druckübertragungsfaktor (mV/mbar) über den gesamten Druckbereich nach Punkt 1.

4. Linearer Frequenzgang über den gesamten Frequenzbereich nach Punkt 2.

5. Konstanz des Übertragungsfaktors über längere Zeit. Je besser die Konstanz, umso größer können die Zeitspannen zwischen den erforderlichen Kalibrierungen sein.

6. Kleine Abmessungen, um das auszumessende Druckfeld möglichst wenig zu stören. Kleine Außenmaße sind auch insofern von Vorteil, als bei Messungen mit Kunstköpfen die Mikrofone leichter im Kopf montiert werden können.

7. Geringer Temperatur-Einfluß auf den Druckübertragungsfaktor im Bereich von ca. -10° bis ca. +50°C.

8. Weitgehende Unempfindlichkeit gegen Beschleunigungen und Erschütterungen (Körperschall).

9. Wetterfeste Konstruktion für die Verwendung im Freien.

Vorstehende Forderungen sind so vielfältig, daß sie sicher nicht in allen Punkten erfüllbar sind. Daher ist man gezwungen, bei der Auswahl der Druckaufnehmer Kompromisse einzugehen und sie von der jeweiligen Aufgabenstellung abhängig zu machen.

Unter Umständen ist man gezwungen, zwei (oder auch mehr) unterschiedliche oder gleiche Druckaufnehmer parallel einzusetzen, vor allem auch dann, wenn der zu messende Spitzendruck nicht in etwa bekannt ist und nur ein oder wenige Schüsse zur Verfügung stehen.

Bei unseren Messungen standen die in der Tabelle 1 aufgeführten Druckaufnehmer zur Verfügung.

Sehr gründlich und ausführlicher sind die Probleme der Meß-Technik und -Methodik für Waffenknalluntersuchungen, insbesondere hinsichtlich der Druckaufnehmer in Berichten des Deutsch-Französischen Forschungsinstitutes Saint Louis (ISL) beschrieben (u.a. 20c).

Tabelle 1. Charakteristische Größen verschiedener Druckaufnehmer

Druckaufnehmer	Bezeichnung Type	Obere meßbare Druckgrenze	Empfindlichkeit	Resonanzfrequenz	Nachgeschalteter Verstärker	Bandbreite Verstärker	Meßbarer Druckbereich	Erreichbare untere Grenzfrequenz mit Verstärker
Brüel & Kjaer, Kondensatormikrofon	1" 4146	144 dB	3,89 mV/µbar	7,5 kHz	B. + K. 2631	O Hz - 150 kHz	20 µbar - 3 mbar	0,1 Hz
	1/2" 4133/34	160 dB	12,5 mV/µbar	25 kHz	B. + K. 2606	2 Hz - 200 kHz	0,01 µbar - 15 mbar	5 Hz
	1/4" 4135	174 dB	0,316 mV/µbar	75 kHz	B. + K. 2606	2 Hz - 200 kHz	0,5 µbar - 35 mbar	8 Hz
Kistler, Quarz-Druckaufnehmer	603 B	200 bar (240 dB)	5 pC/bar[a]	400 kHz	Kistler 553 B	min.Verst. 0,3 Hz - 200 kHz max.Verst. 2,0 Hz - 80 kHz	20 mbar - 20 bar	0,3 Hz
	7031	250 bar (242 dB)	65 pC/bar[a]	80 kHz	Kistler 5001	0 - 180 kHz	2 mbar - 250 bar	O Hz
Massa, ADP-Kristall-Druckaufnehmer	M 141	10 bar (214 dB)	5 µV/µbar	38 kHz	General Radio 1551 B	20 Hz - 20 kHz	0,2 mbar - 10 bar	20 Hz

[a]Zu den Maßeinheiten: pC = Picocoulomb = elektrische Ladungseinheit; 1 pC = 10^{-12} As (Ampèresekunden)

Die dort geschilderten Erkenntnisse und Erfahrungen hinsichtlich
der Meßtechnik decken sich im großen und ganzen mit den unseri-
gen. Sicherlich geht die Entwicklung von noch geeigneteren Druckaufnehmern weiter, so daß man dem Ziel, den Druck-Zeit-Verlauf
noch getreuer aufzuzeichnen, näher kommen wird.

Kalibrierung

Der Kalibrierung der Meßmittel kommt eine wichtige Bedeutung zu.
Die bei uns verwendeten Möglichkeiten hierzu sind folgende:

a) Kalibrierung der gesamten Meßkette.

1. Hochdruckpistonphon Bolt, Beranek und Newman, geeignet für
   Drücke von 110-170 dB_{eff}, Frequenzbereich variabel von 2 Hz-
   200 Hz.

2. Pistonphon Brüel & Kjaer 124 dB_{eff}, 250 Hz. Pistonphon = Kali-
   briergerät, das aus einer gegenüber der Wellenlänge kleinen Kam-
   mer besteht, in der ein hin- und herschwingender Kolben defi-
   nierte Wechseldrücke bei einer bestimmten Frequenz erzeugt.
   Die Genauigkeit beträgt ± 0,2 dB.

3. Mikrofonkalibrator General Radio 121 dB_{eff}, 400 oder 1000 Hz
   (Generator mit Lautsprecher).

4. Druckkalibrierung durch Stoßwellengeschwindigkeitsmessung mit
   2 Druckaufnehmern in einem definierten Abstand voneinander
   bei einer Testsprengung. Aus der gemessenen Geschwindigkeit
   Berechnung des Spitzendrucks nach der Rankin-Hugoniot-Glei-
   chung (s. Anhang Ziffer III).

5. Vergleichsmessung z.B. verschiedener Aufnehmertypen mit einem
   vorher kalibrierten Aufnehmer im Stoßwellenrohr (in eigenen
   Versuchen mit Spitzendrücken bis zu 190 dB).

b) Kalibrierung der Meßkette ohne Druckaufnehmer.

Elektrische Kalibrierung mit einer definierten Ladung bzw. Span-
nung am Eingang des Verstärkers. Hierbei muß aber das Druck/La-
dungs- bzw. Druck/Spannungsverhältnis des Druckaufnehmerelementes
bekannt sein und über längere Zeit konstant bleiben.

Bei Knalldruckmeßvorhaben ist es notwendig, zu Beginn und bei
mehrtägigen Vorhaben täglich mit einer der genannten Kalibrier-
methoden die Meßketten zu überprüfen und gegebenenfalls neu ein-
zujustieren.

In der Praxis haben sich der Gebrauch von Pistonphonen und des
Mikrofonkalibrators sowie die elektrische Kalibrierung ohne Druckaufnehmer bewährt.

Die weiteren Kalibriermöglichkeiten erfordern größeren Aufwand
an Zeit und zum Teil zusätzliche Sicherheitsvorkehrungen. Sie
werden deswegen zur allgemeinen Überprüfung der Meßketten und der
Kalibriergeräte nur von Zeit zu Zeit vorgenommen.

Bei Magnetbandaufzeichnungen in der Feuerstellung werden die Kalibriersignale jeder Meßkette auf den zugehörigen Bandspuren mitaufgezeichnet, so daß jederzeit eine quantitative Ermittlung der Spitzenwerte möglich ist.

Abbildung 17 zeigt eine Knalldruckmeßanlage ohne Oszillographen, die mit weiterem Meßinstrumentarium in einem Meßwagen untergebracht ist. Der Schallpegelmesser dient in diesem Falle nur als Verstärker zwischen Mikrofon und Oszillograph bzw. Spitzenwertanzeiger. Dieser ist auf Abb. 17 als Analysator (für schlagartige Geräusche) dargestellt.

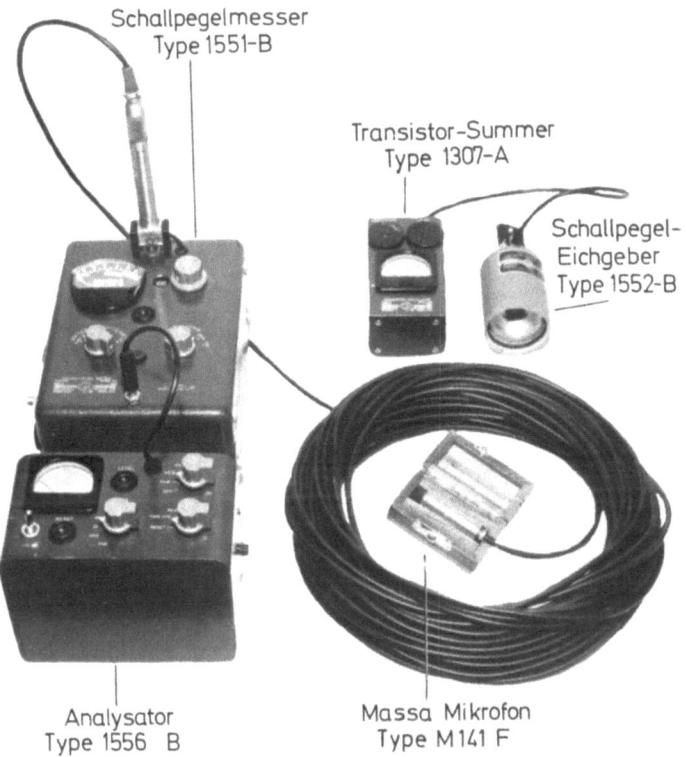

Abb. 17. Schallpegelmeßanlage, General-Radio-Geräte

In Abb. 18 wird auf dem Tisch eine von der Fa. Rheinmetall entwickelte Knallmeßsonde mit Kistler-Druckaufnehmer (Typ 603 B) an der Spitze und Miniatur-Ladungsverstärker am Sondenende gezeigt. In dem Gestell befinden sich neben den Stromversorgungsgeräten für die Ladungsverstärker 5 Zweistrahloszillographen mit Sofortbildkameras.

Abbildung 19 zeigt ein 14kanaliges Magnetbandgerät (FM 0-400 kHz) und Hilfsgeräte wie Wechselrichter, Batterie-Ladegerät, Regeltrafo, Spannungs-Stabilisator und Funkgerät.

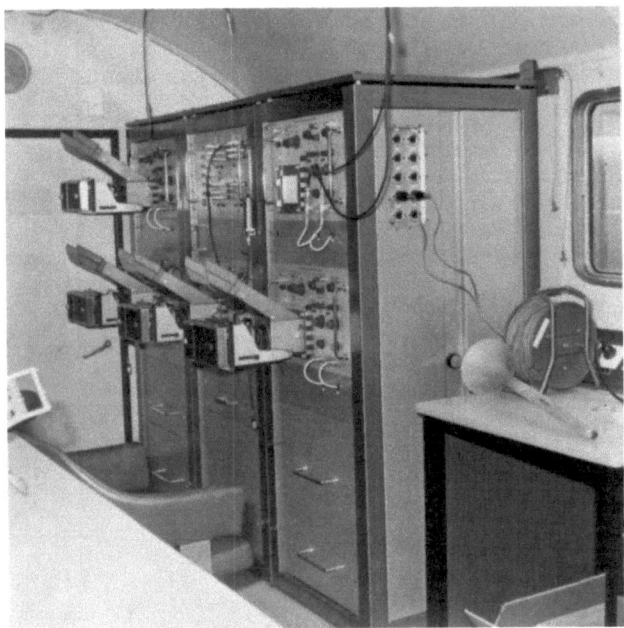

Abb. 18. Knallfeldmeßanlage

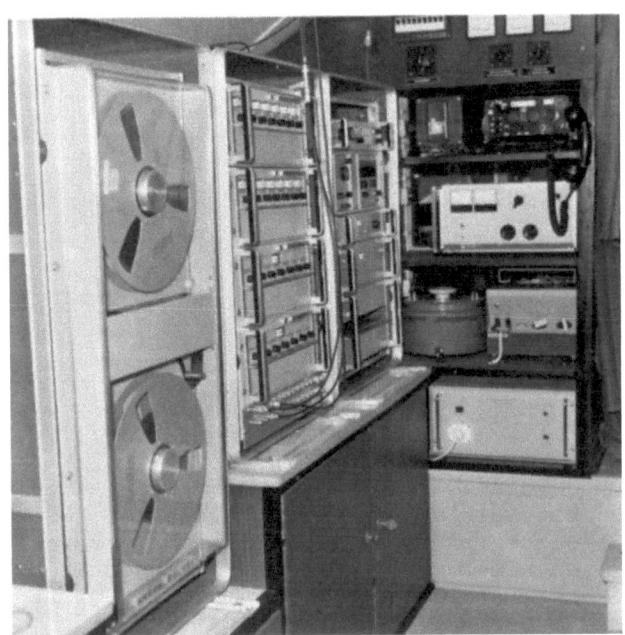

Abb. 19. 14-spuriges Magnetbandgerät

In Abb. 20 wird der Fourier-Analysator Hewlett Packard Type 5450 A
dargestellt. Der X-Y-Plotter ist zum Teil am linken unteren Bild-
rand zu sehen.

Aus Abb. 21 ist das Hochdruckpistonphon der Fa. Bolt, Beranek
and Newman ersichtlich. Eingebaut ist der Einschubmodul (Motor,
Getriebe, Kolben) für Kalibrierdrücke von 140-170 dB$_{eff}$.

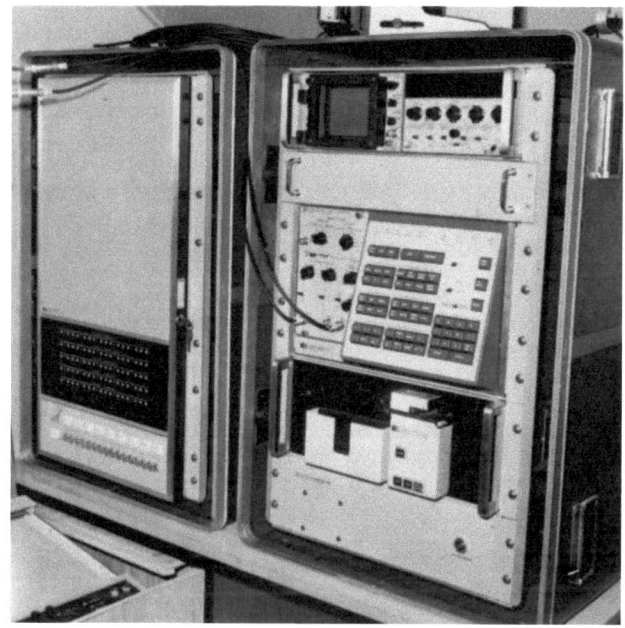

Abb. 20. Fourier-Analysator

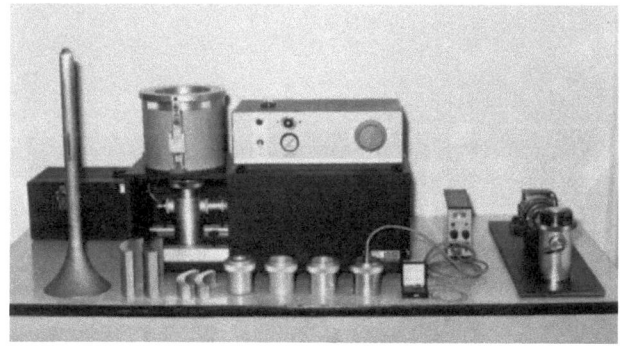

Abb. 21. Hochdruckpistonphon

Rechts daneben steht der Modul für 110-140 dB$_{eff}$. Vor dem Gerät
stehen Paßstücke, die das Koppelvolumen für die verschiedenen
Druckbereiche bestimmen sowie einige Druckaufnehmer mit zugehörigen Adaptern.

36

VI. Messung der Fahrgeräusche in gepanzerten Fahrzeugen als Vergleichsstudie zum Knall

Im Verlauf der vielen audiometrischen Untersuchungen von PFANDER im Zusammenhang mit Knalldruckbelastungen wurden auch Untersuchungen im Zusammenhang mit Lärmbelastungen, denen Soldaten im Panzer "Leopard" bzw. im Schützenpanzer "Marder" ausgesetzt waren, durchgeführt.

Der auftretende Lärmpegel ist bei der Fahrt von vielen Faktoren abhängig und zwar von: der Art des Kettenfahrzeuges, den Geschwindigkeiten bzw. Fahrstufen, den Fahrmanövern (speziell Kurvenfahrt) und in geringerem Maße von der Beschaffenheit des befahrenen Geländes und der Straße.

Wegen der stark schwankenden Pegel bei den durchgeführten Fahrten von 2 Std Dauer war es notwendig, die von einem Schallpegelmesser erfaßten Werte mit Magnetbandgeräten linear, d.h. ohne Bewertungsfilter aufzuzeichnen.

Dabei genügt es aber, während einiger Zeitspannen aus der Gesamtzeit typische Geräuschpegel festzuhalten, um die nachfolgende Auswertung zeitlich zu begrenzen und übersichtlich zu halten.

In Abb. 22 sieht man das am Helm befestigte Meßmikrofon mit dem Vorverstärker und auf dem Tisch das Magnetbandgerät. Das Handmikrofon dient zur Aufzeichnung des Protokolls vor bzw. nach den einzelnen Meßabschnitten.

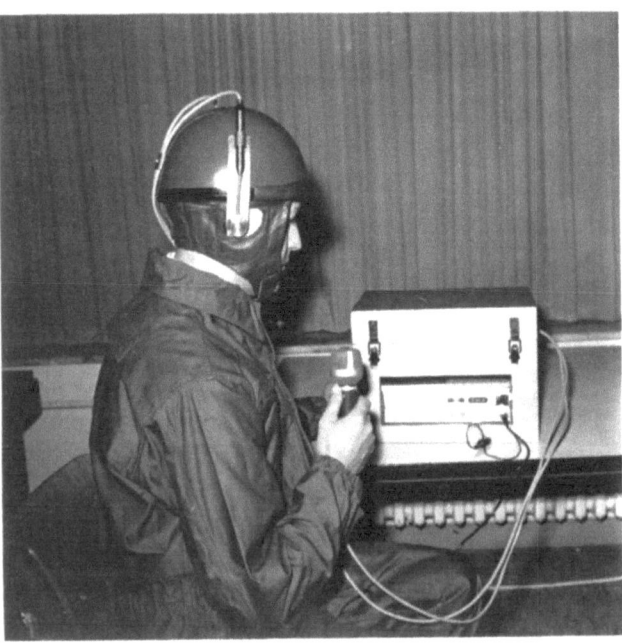

Abb. 22. Meßkette zur Aufzeichnung der Fahrgeräusche in gepanzerten Fahrzeugen

Bei der Testfahrt mit dem Kampfpanzer "Leopard" wurde das Geräusch an 4 Punkten (Ohr des Kommandanten, des Richtschützen,
des Ladeschützen und des Fahrers) nacheinander gemessen.

Im Schützenpanzer "Marder" wurde ebenfalls an 4 Punkten der Lärmpegel registriert (Ohr des Kommandanten, des Richtschützen, des
Fahrers und am Platz 4 im Mannschaftsraum).

Auswertung der Messungen im Kampfpanzer "Leopard"

Bei den Leopard-Messungen wurden Oktavspektren von einzelnen
Fahrabschnitten ermittelt. Außerdem sind unter Zwischenschal-
tung eines A-Filters mit einem Pegelschreiber die dB(A)-Werte
aufgezeichnet worden.

Abhängig von den Fahrmanövern schwankten die dB(A)-Werte zwischen
105 und 110 dB(A). Diese Werte sind ebenfalls in Tabelle 3/S.67 des
Abschnittes E II enthalten.

Auswertung der Messungen im Schützenpanzer "Marder"

Im April 1971, nach Abschluß der Leopard-Messungen, erschien der
Entwurf der DIN 45641 "Mittelung zeitlich schwankender Schallpegel". Diese Norm dient dazu, aus einem Schallvorgang mit zeitlich beliebig schwankendem Pegel einen zeitlichen Mittelwert ab-
zuleiten, der als Grundlage für die Beurteilung der physiologi-
schen Wirkung (Gehörschädlichkeit, Wirkung auf das vegetative
Nervensystem) auf die betroffenen Personen dienen kann.

Gemäß der Norm wurden die von jedem Meßpunkt bei den verschiedenen Fahrstrecken auf Magnetband aufgezeichneten Geräuschwerte
mit einem Pegelhäufigkeitszähler analysiert. Die für eine gewisse
Zeitspanne aufgenommenen Pegel wurden mit einer Taktzeit von
0,1 sec in 12 Klassen gezählt, und zwar mit einer Klassenbreite
von 2,5 dB.

Die Pegelhäufigkeitszählung wurde einmal unbewertet (lin) vorgenommen und einmal über A-Filter als dB(A).

Nach den in dieser Norm angegebenen Berechnungsverfahren wurde
unter Zuhilfenahme eines Computers für die Gesamtzeit (2 Std
Fahrt) ein Beurteilungspegel errechnet. Es ergaben sich folgende Werte für den

Fahrer	124 dB,	112 dB(A)
Richtschützen	124 dB,	113 dB(A)
Kommandanten	122 dB,	107 dB(A)
Platz 4 im Mannschaftsraum	124 dB,	114 dB(A).

Diese Werte sind ebenfalls in der Tabelle 3/S.67 des Abschnittes
E II wiedergegeben.

Vorübergehender Hörverlust (TTS), verursacht durch Lärm und Schwingungen

Von OKADA, MIYAKE, YAMAMURA und MINAMI (52a) werden auf Grund
einiger Untersuchungen Beschleunigungswerte von Schwingungen genannt, die auch ohne Lärmeinwirkungen zu vorübergehenden Hörver-
lusten führen können. Durch zusätzliche Lärmeinwirkungen wird
die Hörschwellenverschiebung verschlimmert.

In gepanzerten Fahrzeugen treten beim Fahren neben der starken
Geräuschbelastung an den Orten der Besatzung Schwingungen auf,
deren Beschleunigungswerte zum Teil über den von OKADA und Mitarb. genannten Werten liegen. Hier bedarf es in der nächsten
Zeit auf jeden Fall eingehender Untersuchungen, die den Einfluß der Beschleunigung auf das Hörvermögen bekräftigen können.

VII. Probleme der Meßmethodik

Ausrichtung des Druckaufnehmers

Bei der Messung der Knalle in der Nähe feuernder Waffen kann man
die Druckaufnehmer so aufstellen oder montieren, daß ihre Membranen entweder senkrecht (frontaler Einfall) oder parallel
(schleifender Einfall) oder rückwärts (180° gegenüber frontalem
Einfall) zu den ankommenden Schallstrahlen angeordnet sind.

Bei frontalem Einfall unterscheidet man bei der Erfassung einer
Knall- bzw. Stoßwelle mit Druckaufnehmern:

1. *Den statischen Druck.* Dies ist der Druck in der ungestörten
   Stoßfront,

2. *den Staudruck.* Dieser Druck resultiert aus der kinetischen Energie der auf einen Druckaufnehmer auftreffenden Mediumteilchen
   und ist im wesentlichen abhängig von der Stoßwellengeschwindigkeit,

3. *den Reflexionsdruck* an der Membran des Druckaufnehmers. Ein Reflexionsdruck kommt immer dann zustande, wenn der Membrandurchmesser des Druckaufnehmers gleich einer halben oder klei-
   neren Wellenlänge innerhalb des Knallspektrums ist.

Für diesen Frequenzbereich wird ein um 6 dB erhöhter Druck gemessen (= Druckverdoppelung).

Der Reflexionsdruck (+6 dB) wirkt sich aus beim

Massamikrofon	Ø	16	mm ab ca.	10 kHz,
Kistler Druckaufnehmer	Ø	5,5	mm ab ca.	30 kHz,
Kulite Druckaufnehmer	Ø	0,25	mm ab ca.	670 kHz (!).

Aus diesem Grunde strebt man immer Druckaufnehmer mit möglichst
kleiner Membranfläche an.

Bei scheifendem Einfall wird nur der statische Druck erfaßt.

Da die Stoßfront mit ihrer im Verhältnis zum Membrandurchmesser
sehr kleinen Breite über die Membranfläche hinwegläuft, wird
jeweils nur ein Teil des druckempfindlichen Elementes angeregt.

Dadurch wird einerseits die wahre Druckspitze nicht erreicht
und andererseits die Anstiegszeit vergrößert wiedergegeben.

Eigene Untersuchungen in bezug auf rückwärtigen Einfall sind bis-
lang nicht durchgeführt worden.

Der Unterschied im Spitzendruckwert zwischen frontalem und
schleifendem Einfall der Mündungsknallwelle des Gewehres G 3
beträgt am Ohr des Schützen ca. 5 dB.

Bei unseren Messungen im Zusammenhang mit den Gehörbelastungs-
untersuchungen waren die Membranen immer so ausgerichtet, wie
jeweils das Trommelfell des Bedieners oder Ausbilders zur Knallquelle hin orientiert war.

Zur Begründung dieser Maßnahme sei gesagt, daß auch das Trommelfell die vorher genannten Druckkomponenten bei frontalem Einfall
erleiden kann.

Beim Schießen rückstoßfreier bzw. -armer Waffen sind 2 Knallquellen vorhanden und zwar an der Rohrmündung und hinten an der
Düse. Richtet man in diesem Fall auf Düse oder Mündung aus, so
werden beide Knallquellen unterschiedlich erfaßt.

Auch aus diesem Grunde bietet sich die Ausrichtung der Mikrofon-
membran entsprechend der Kopfhaltung des Schützen bzw. des Ausbilders an.

Wichtig ist, die Hochdruckmikrofone bzw. Druckaufnehmer frei zu
halten von Beschleunigung, Erschütterung oder Körperschall. Deshalb muß man beim Montieren Schwingmetalle zwischen Mikrofonen,
Stativen oder sonstigen Halterungen anbringen.

Sind die Mikrofone in Sonden gefaßt, so müssen letztere durch
Schwingmetalle gegenüber Körperschall abgesichert werden. Allerdings stellt eine Fassung der Mikrofone in Sonden, wie sie beispielsweise bei der Rheinmetallkonstruktion entwickelt wurde,
eine Vergrößerung des Membrandurchmessers dar.

Dadurch wird bei frontalem Schalleinfall, wie vorher beschrieben,
schon bei tieferen Frequenzen als 30 kHz ein Reflexionsdruck
registriert.

Nachtrag zu Problemen der Meßmethodik

Wie im vorangegangenen Kapitel unter D VII/3. beschrieben, ist
der gemessene Reflexionsdruck als Anteil des Spitzendrucks einer
Stoßwelle abhängig vom Druckmesser des Aufnehmertyps. Außerdem
wurde auf die unterschiedlichen Meßergebnisse bei frontalem und
schleifendem Schalleinfall hingewiesen.

Um auf nationaler wie auf internationaler Ebene bei Knallmessungen in bezug auf die Gehörbelastung eine Vergleichbarkeit der Ergebnisse zu erzielen, ist es in erster Linie wichtig, die Meßtechnik und die Meßmethodik zu vereinheitlichen.

Einige Besprechungen im Hinblick auf eine Vereinheitlichung sind unter Mitwirkung des Deutsch-Französischen Forschungsinstitutes Saint-Louis (ISL) auf deutscher und französischer Seite geführt worden.

Übereinstimmend kam man zu dem Ergebnis, daß das *richtige* Messen von Stoßwellen (Knallen) auch heute noch ein nicht zu lösendes Problem ist. Sofern man weiterhin elektro-mechanische Wandler mit endlicher Ausdehnung (Druckaufnehmer/Mikrofone) für die Messung benutzen muß, wird dies auch wohl immer ein Problem bleiben. Wenn also schon nicht *richtig* gemessen werden kann, so sollte man wenigstens *einheitlich* "zu jeder Zeit und an jedem Ort reproduzierbar" messen.

Einige Punkte der beiderseitig angestrebten Vereinbarung werden hier aufgeführt:

Durchmesser des Druckaufnehmers einschließlich Sonde = 5,5 mm,

Freie Länge der Sonde (bei einem Ø von 5,5 mm) ≥ 80 mm,

Elektrische Filterung mit einem Tiefpaßfilter der Grenzfrequenz (Durchlaß der tiefen Frequenzen, Be- = 22,4 kHz. schneidung der Frequenzen oberhalb 22,4 kHz/Bessel-Charakteristik)

Ursprünglich hatte man die Vermutung gehegt, daß man mit dieser Meßkettenkonzeption richtungsunabhängig messen könne (Unterdrückung des Reflexionsdruckanteils der Stoßwelle durch die Filterung). Neuere Versuche im ISL haben jedoch gezeigt, daß sich die Richtungsunabhängigkeit bei unterschiedlichen Spitzendruckwerten nicht erreichen läßt. Man einigte sich daher auf eine einheitliche Ausrichtung der Aufnehmer und zwar auf 90° Schalleinfall.

Gegenüber unserer bisherigen Meßtechnik mit den 16 mm großen Massa-Mikrofonen ergeben die neuen Druckaufnehmersonden niedrigere Spitzendruckwerte durch Fortfall des Reflexionsdrucks.

Da sich der Reflexionsdruck nur im Spitzendruck und nicht im weiteren Druck-Zeit-Verlauf auswirkt, ergeben sich bei der Wirkzeitbestimmung (s. Kapitel D VIII.) größere Werte, so daß bei Benutzung des Grenzpegeldiagramms (s. Abb. 43/S.69) insgesamt gesehen die Knallbelastung etwa gleich groß sein müßte. Bestätigende Versuche stehen noch aus.

VIII. Wirkdauerdefinition

Aufgrund vieler Diskussionen wurde im Jahre 1963 ein vorläufiges Grenzpegel-Diagramm zur Hörschädenvermeidung bei Knall- und Lärmbelastungen erstellt.

In diesem Diagramm mit Spitzendruck als Ordinate (dB) und Zeitachse als Abszisse (Einwirkdauer logarithmisch in Sekunden) sind

2 parallele Geraden gezeichnet, die die Grenzkurven ohne und mit Gehörschutz darstellen.

Diese entstanden unter der Voraussetzung, daß bei Knallbelastungen die im Schallvorgang enthaltene Schallenergie für die physiologische Beurteilung maßgeblich ist.

Das bedeutet, daß eine Schallpegelerhöhung um 3 dB einer Verkürzung auf die halbe Wirkzeit entspricht (10).

Das in dieser Form als Abb. 41 im Abschnitt E II dargestellte Grenzpegel-Diagramm wurde von PFANDER 1964 erstmalig veröffentlicht (56).

Analog der Wirkdauerbestimmung bei Fluglärmbelastungen wurde auch hier die Wirkdauer als die Zeit von -10 dB vor Maximum bis -10 dB nach Maximum festgelegt, also die höchste Druckspitze als Bezugsgröße gewählt.

Eine derartige Wirkzeitbestimmung ist in Abb. 23 dargestellt. Der Wert "-10 dB" entspricht im linearen Maßstab einer Druckminderung von etwa 2/3 des Spitzendruckes.

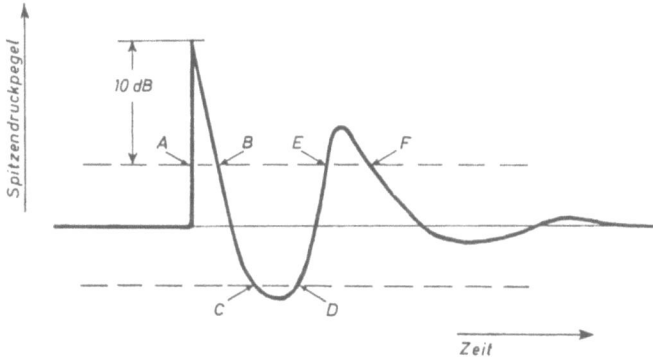

$$\text{Wirkdauer } t_w = \overline{A\,B} + \overline{C\,D} + \overline{E\,F}$$

Abb. 23. Wirkzeitbestimmung nach dem "vorläufigen Grenzpegeldiagramm zur Hörschädigung"

Es wurden alle Teilzeiten des Knallvorganges auf der "-10 dB Linie" im positiven und negativen Bereich addiert. Die Wirkdauer t_w setzt sich also aus den Zeiten A B + C D + E F zusammen.

In anderen Staaten gibt es noch 2 weitere Wirkzeitdefinitionen, die in Abb. 24 dargestellt sind.

1. Die A-Zeit: Das ist die Zeit vom Beginn des Knalles bis zum ersten Nulldurchgang nach dem Abfall vom Spitzendruck.

   Diese Zeit ist zwar bestimmend für das Maximum der Energie im Knallspektrum; sie erfaßt aber sicherlich nicht die Einwirkzeit bei komplizierten Schalldruckverläufen mit Reflexionen nach dem Nulldurchgang.

2. Die B-Zeit: Bei der B-Zeit sind symmetrisch um das Druck-Zeit-
Diagramm Einhüllende gezogen. Als Wirkdauer ist dann die Zeit
von -20 dB vor Maximum des Spitzendrucks bis -20 dB nach Maximum bestimmt.

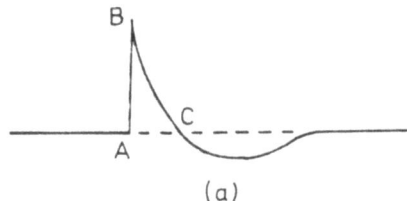

(a)

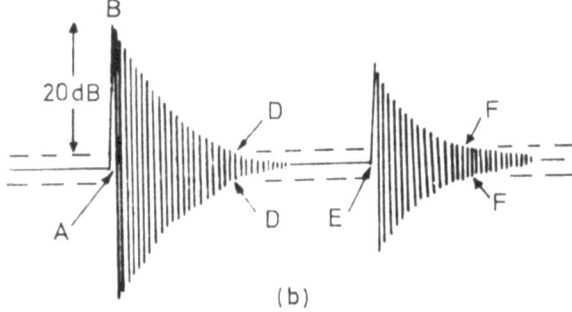

(b)

Abb. 24 a u. b. Idealisierte oszilloskopische Wellenformen von Impuls-Lärm. Peak-
Höhe: Druckdifferenz AB. Aufsteil-Zeit: Zeitdifferenz AB. a) A-Dauer: Zeitdifferenz AC. b) B-Dauer: Zeitdifferenz AD (und EF, wenn eine Reflexion vorhanden ist)

Die Benutzung der A- und B-Wirkdauerdefinition ist in den dar-
gestellten idealisierten Druck-Zeit-Verläufen praktikabel. Sie
wird jedoch problematisch bei den meisten Knalldruckaufzeichnun-
gen feuernder Waffen, insbesondere bei Panzerabwehrwaffen, Mör-
sern und in gepanzerten Fahrzeugen.

Der Gebrauch der Wirkdauerdefinition nach Abb. 23 hat sich auch
in den letztgenannten Fällen bewährt, zumal beim Heruntergehen
um 20 dB vom Spitzenwert oft der Bereich störender Einflüsse erreicht wird.

Sollte mit dem Ziel einer internationalen einheitlichen Wirkdauerdefinition es zu einer anderen Vereinbarung kommen, so müßten die
Grenzkurven im Grenzpegeldiagramm verändert werden.

IX. Meßergebnisse von Waffenknallen

In den letzten Jahren wurde eine Vielzahl von Knalluntersuchungen
an fast allen Waffentypen durchgeführt. Davon werden im folgenden einige Druck-Zeit-Verläufe mit den ausgewerteten Daten hin-

sichtlich des Spitzendruckes in dB und der Wirkdauer in msec angeführt. Diese Knallaufzeichnungen, die zum größten Teil im Zusammenhang mit den audiometrischen Untersuchungen von PFANDER
standen, wurden mit der in Abb. 17 gezeigten Meßkette aufgenom-
men.

Man beachte, daß im folgenden die Einstellbereiche (Maßstäbe) zum
Teil erheblich voneinander abweichen.

Abbildung 25 zeigt die Druck-Zeit-Verläufe des Gewehres G 3 beim
Schießen vom Schießgestell aus. Hierbei waren die Meßmikrofone
entsprechend dem rechten bzw. dem linken Ohr eines angenommenen
Rechtsschützen angebracht (Membrane ausgerichtet wie Trommelfelle).
Man sieht, daß die Druck-Zeit-Oszillogramme zahlreiche Oszilla-
tionen, bedingt durch viele Reflexionen, aufweisen.

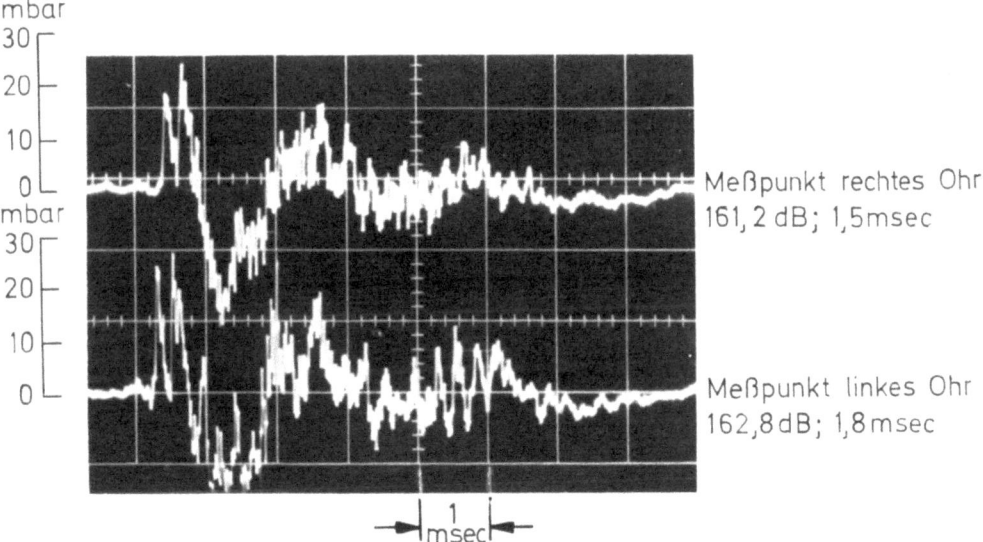

Abb. 25. Druck-Zeit-Verlauf am Ohr des Schützen. Waffe: Gewehr G 3 im Schießgestell eingespannt

Wieder ganz anders ist das Oszillogramm in Abb. 26 (Schießübung
eines Schützen am Anschußtisch mit Sandsackauflage). Hier sind
Reflexionen am Anschußtisch, am Sandsack, am Erdboden und am
Schützen selbst die Ursachen für den Druck-Zeit-Verlauf in der
vorliegenden Form. Der Sandsack zwischen Gewehrmündung und Meßmikrofon am Kopf des Schützen stellte ein Hindernis für die
Schallausbreitung in Richtung des Schützen dar. Deshalb sind
hier die Spitzendrucke geringer als im vorigen Fall.

Bei allen Gewehrknallmessungen wird bei Rechtsschützen am linken
Ohr immer ein etwas höherer Spitzendruck gemessen als am rechten
Ohr, bedingt durch die verschiedenartige Schallausbreitung der
Mündungsknallwelle, einmal entlang des Rohres und des Schaftes
und einmal ungestört zum anderen Ohr.

44

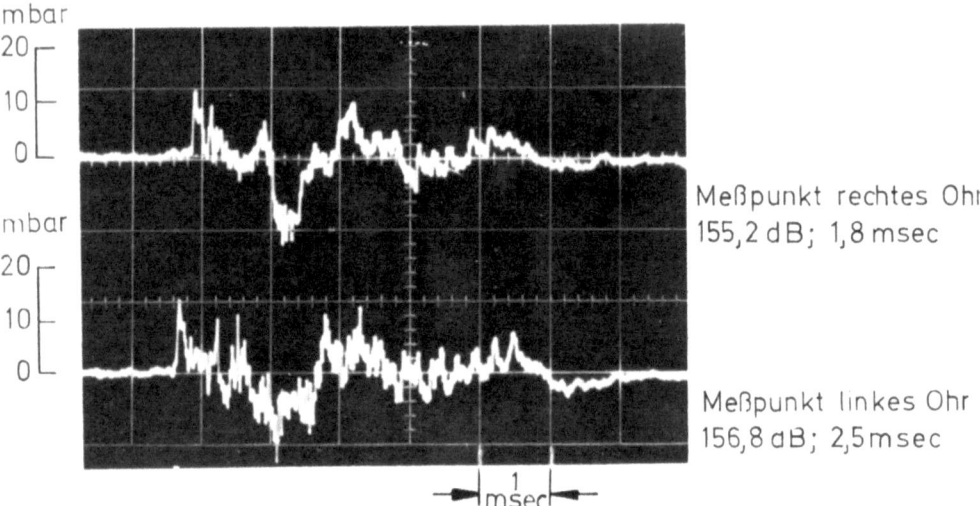

Meßpunkt rechtes Ohr
155,2 dB; 1,8 msec

Meßpunkt linkes Ohr
156,8 dB; 2,5 msec

Abb. 26. Druck-Zeit-Verlauf am Ohr des Schützen. Waffe: Gewehr G 3, abgefeuert von einem Schützen am Anschußtisch mit Sandsackauflage

Abbildung 27 zeigt die Knall-Druck-Zeitverläufe bei einem
Schießen mit der Panzerabwehrbüchse 84 mm. Beim Abschuß entstehen 2 Knalle, einmal an der Düse und einmal an der Mündung.
Deshalb zeigt das Oszillogramm gegenüber den vorigen ganz andere Verläufe. Auf den Abb. 28a,b und c ist jeweils die Panzer-
abwehrwaffe zu sehen, und zwar bei a und b im Schießgestell und
bei c auf der Schulter eines Schützen.

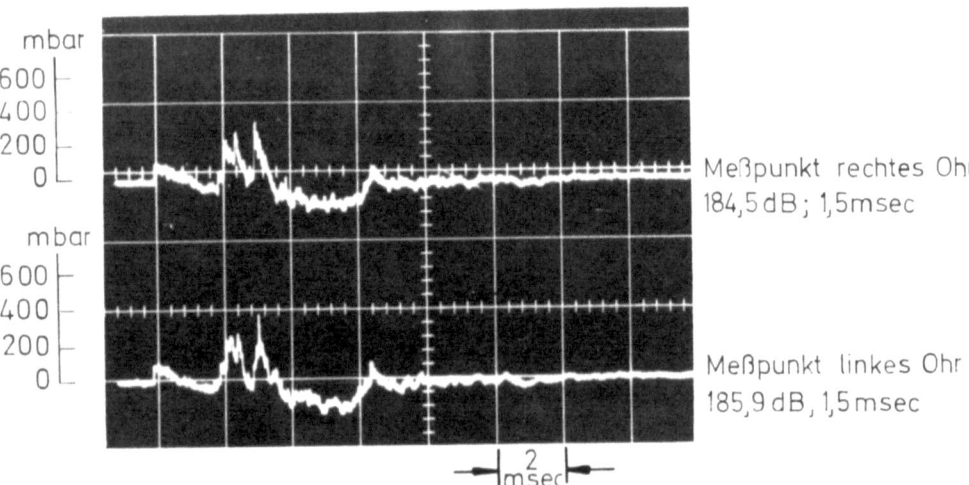

Meßpunkt rechtes Ohr
184,5 dB; 1,5 msec

Meßpunkt linkes Ohr
185,9 dB, 1,5 msec

Abb. 27. Druck-Zeit-Verlauf am Ohr des Schützen. Waffe: PzB 84 mm Carl
Gustaf im Schießgestell eingespannt. Bei der Handabfeuerung durch einen
Schützen ergaben sich ähnliche Meßwerte

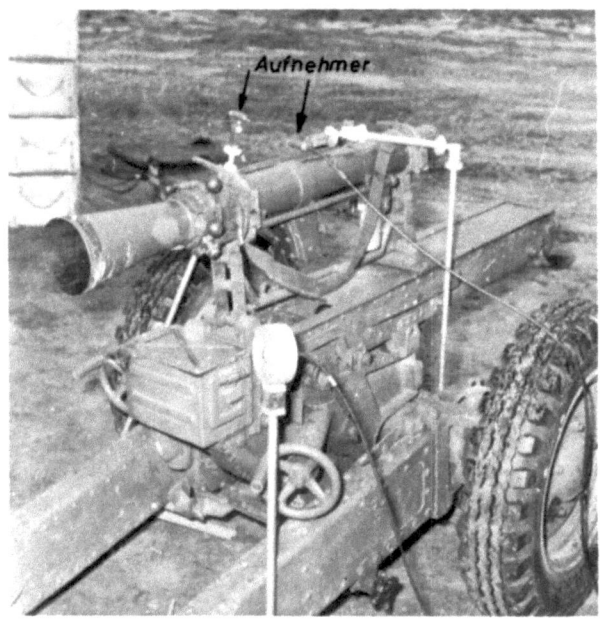

Abb. 28a. Meßaufbau an der PzB 84 mm im Schießgestell

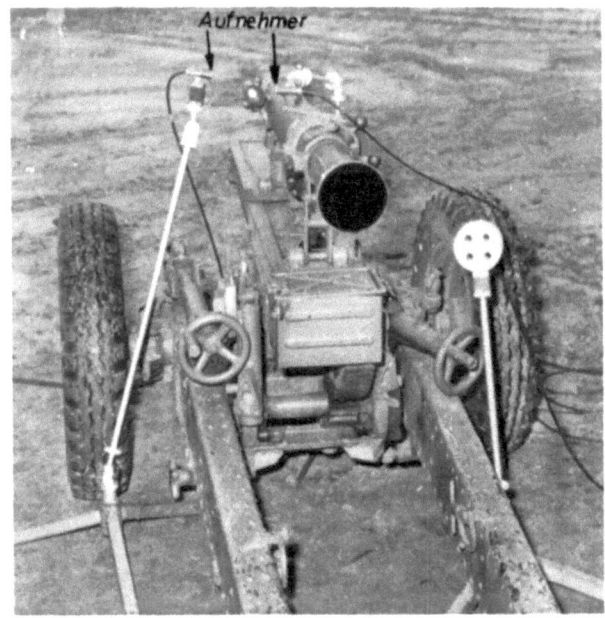

Abb. 28b. Meßaufbau an der PzB 84 mm im Schießgestell

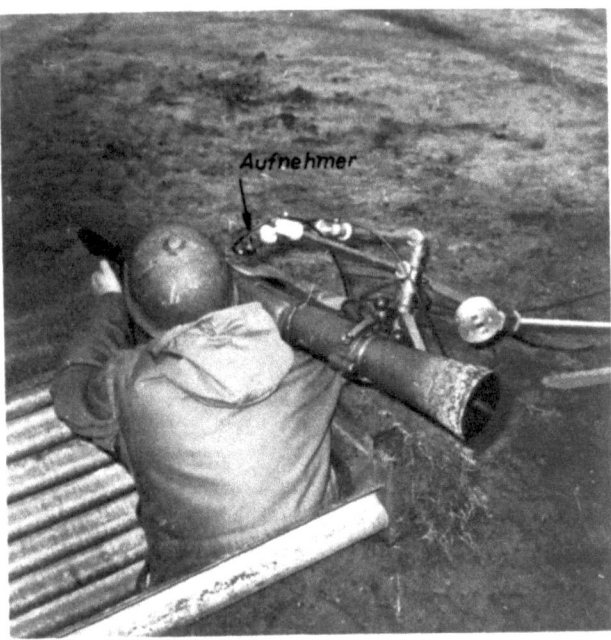

Abb. 28c. Meßaufbau an der PzB 84 mm Handabfeuerung durch einen Schützen

Weiterhin sieht man auf den Bildern die installierten Trigger- und Meßmikrofone.

In Abb. 29 sind die Druck-Zeit-Verläufe vom Schießen mit dem Gewehr G 3 mit Einstecksystem 5,6 mm dargestellt. Hier sieht

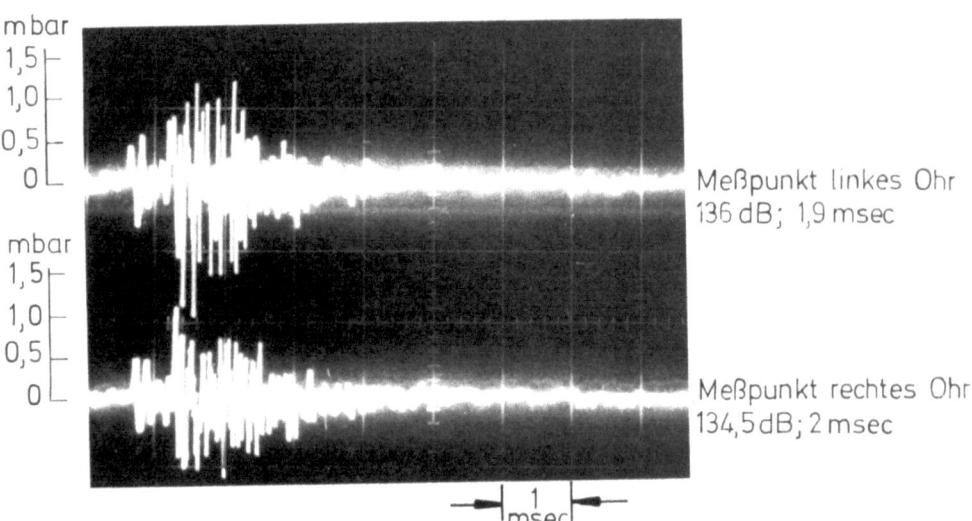

Abb. 29. Druck-Zeit-Verlauf am Ohr des Schützen. Waffe: Gewehr G 3 mit Einstecksystem 5,6 mm von einem Schützen abgefeuert

man deutlich sich überlagernde Schallwellen, so daß in diesem
Fall am linken Ohr die Beträge unterhalb der Nullinie größer
sind als oberhalb der Nullinie.

Beim Schießen mit dem Einstecksystem 6,5 mm in der Panzerabwehrbüchse 84 mm Carl Gustaf wurden am Ohr des Schützen Druck-
Zeit-Verläufe registriert, wie sie in Abb. 30 gezeigt werden.
Da Patronen aus dem Einstecksystem verschossen wurden, entsteht
hier nur ein Mündungsknall. Bei allen Einstecksystemen muß man
davon ausgehen, daß das Gesamtwaffensystem in Schwingungen gerät
und Schall abstrahlt.

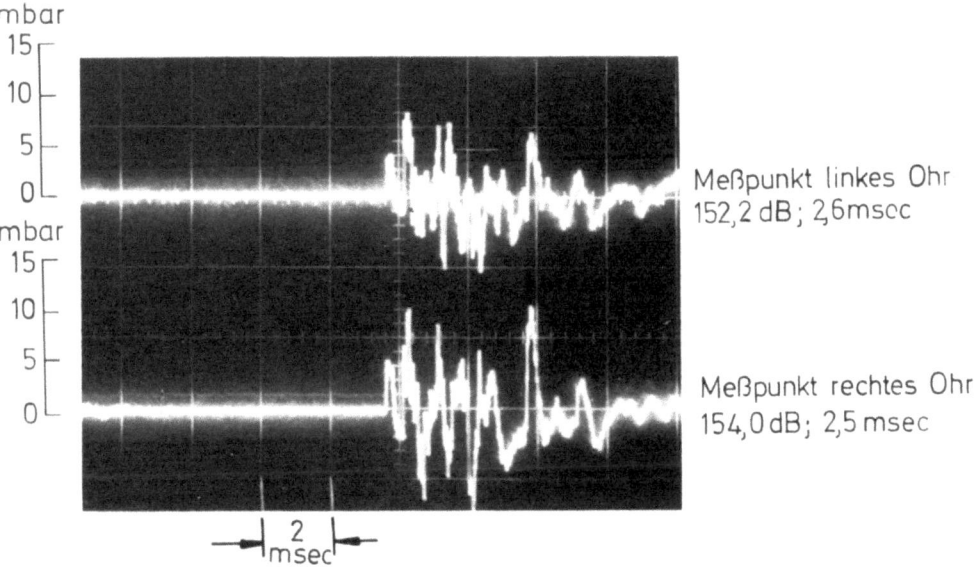

Abb. 30. Druck-Zeit-Verlauf am Ohr des Schützen. Waffe: PzB 84 mm Carl
Gustaf mit Einstecksystem 6,5 mm von einem Schützen abgefeuert

Die Abb. 31 zeigt die Knall-Druck-Verläufe am Ohr eines Richt-
und eines Ladeschützen beim Schießen mit dem 120 mm Mörser aus
dem Mörserträger M 113. Die Messungen wurden im Inneren eines
nach oben geöffneten Kampfraumes durchgeführt. Die ermittelten
Wirkzeiten sind entsprechend groß, weil im Kampfraum mehrere
Reflexionen stattfinden.

Wie im Blockschaltbild (Abb. 16/S. 29) dargestellt ist, wird der
Druck-Zeit-Verlauf nicht nur von einem Elektronenstrahl-Oszillo-
graphen aufgezeichnet, sondern gegebenenfalls auch von dem
Fourier-Analysator in Verbindung mit einem Plotter. Eine derartige Aufzeichnung von einem Pistolenknall ist als Abb. 32a
dargestellt. Die spektrale Zerlegung (Fourier Analyse/Druck-
Frequenz-Diagramm) dieses Pistolenknalles ist in der Abb. 32b
zu sehen. Hieraus geht hervor, daß das Maximum der akustischen
Energie dieses Knalles bei 1000 Hz liegt. Jedoch auch im Bereich höherer Frequenzen (2000 und 4000 Hz) sind die Druckanteile noch beachtlich hoch.

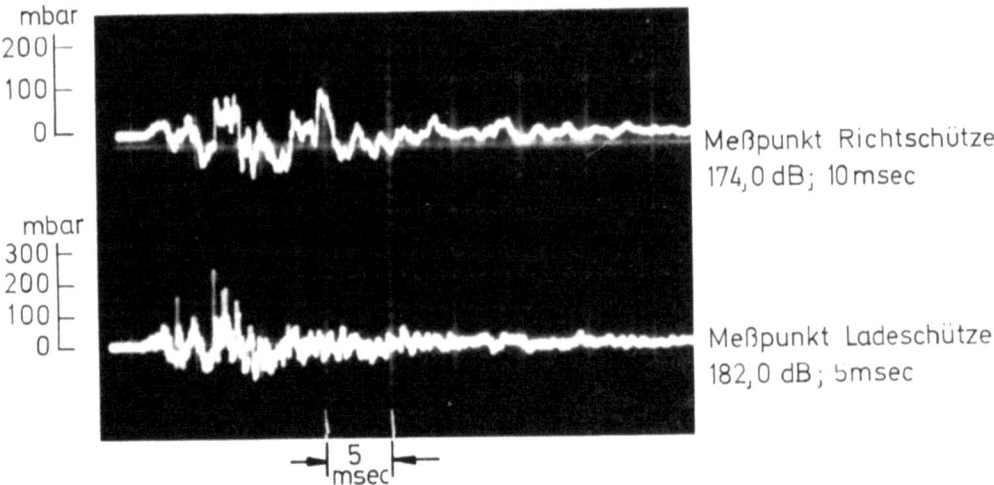

mbar
200
100
0

Meßpunkt Richtschütze
174,0 dB; 10 msec

mbar
300
200
100
0

Meßpunkt Ladeschütze
182,0 dB; 5 msec

5
msec

Abb. 31. Druck-Zeit-Verlauf am Ohr des Schützen. Waffe: 120 mm Mörser Tampella mit der 8. Ldg. Schießen aus dem Mörserträger M 113. (Ergebnis: Große Streuungen zwischen den einzelnen Schüssen, bedingt durch unterschiedliche Kopfhaltung in bezug auf die Mündung)

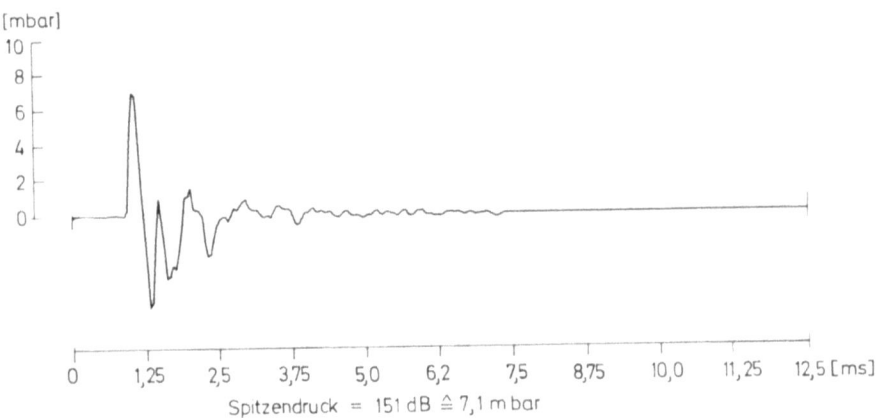

[mbar]

Spitzendruck = 151 dB ≙ 7,1 mbar

Abb. 32a. Druck-Zeit-Verlauf, Pistolenschießen, Manöverpatrone, Schuß-Nr. 3 vom 28.3.73, Mp. am linken Ohr des Schützen

Abbildung 32c zeigt den Druck-Zeit-Verlauf des Knalles einer 155 mm Haubitze ebenfalls in der vom Analysator aufgezeichneten Form. In dieser der idealen Knallform (Abb. 13) nahekommenden Aufzeichnung ist die Anwendung unserer gebräuchlichen Wirkzeitdefinition praktiziert. Das Spektrum dieses Knalles, ermittelt mit dem Fourier-Analysator, ist in Abb. 32d dargestellt.

Hier liegt das Maximum der akustischen Energie bei 30 Hz. Vergleicht man die beiden Spektralanalysen des Pistolenknalles und der 155 mm Haubitze mit den von FURRER errechneten Frequenzspektren von Knallen an ähnlichen Waffen (Abb. 15a), so ergibt sich eine relativ gute Übereinstimmung der Werte.

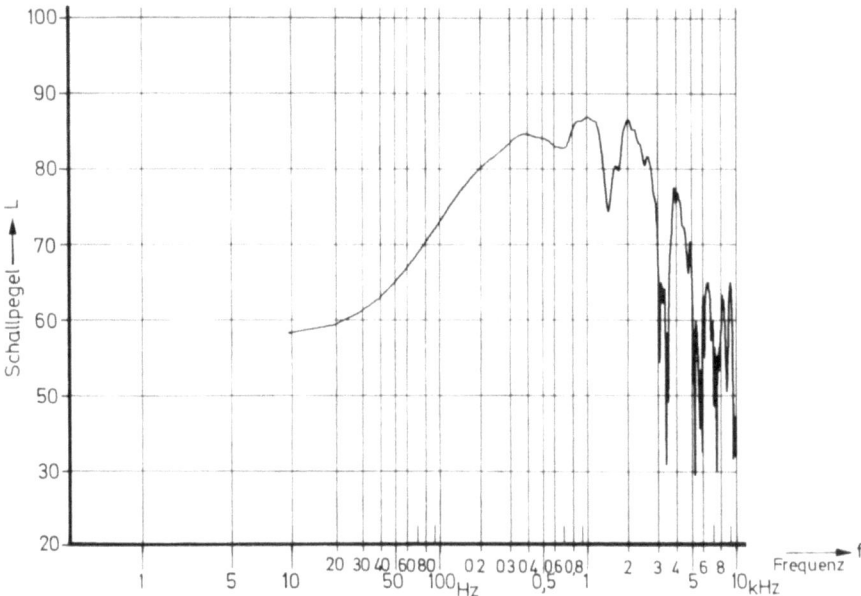

Abb. 32b. Amplitudendichtespektrum, Pistolenschießen, Manöverpatrone, Schuß-
Nr. 3 vom 28.3.73, Mp. am linken Ohr des Schützen

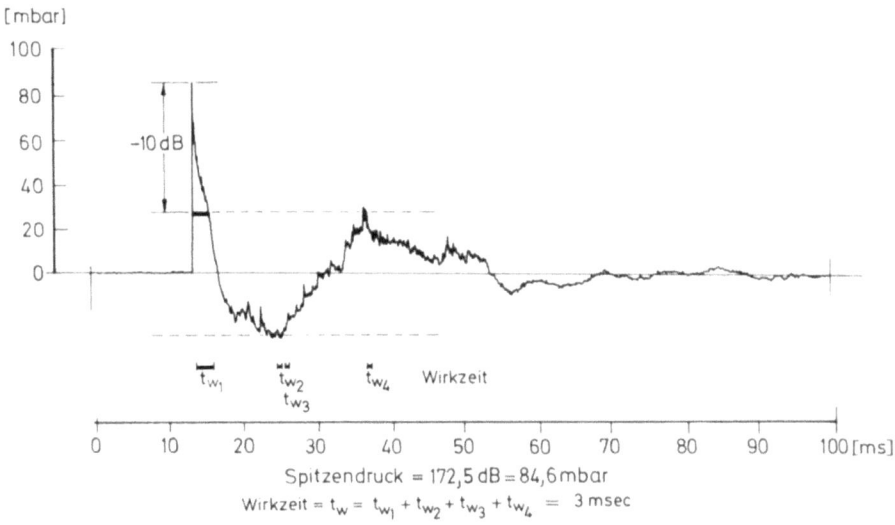

Abb. 32c. Druck-Zeit-Verlauf, Pz.H. 155 mm M109G, größte Ladung, Schuß-Nr. 34
vom 16.3.73, Meßpunkt: 20 m von der Mündung entfernt

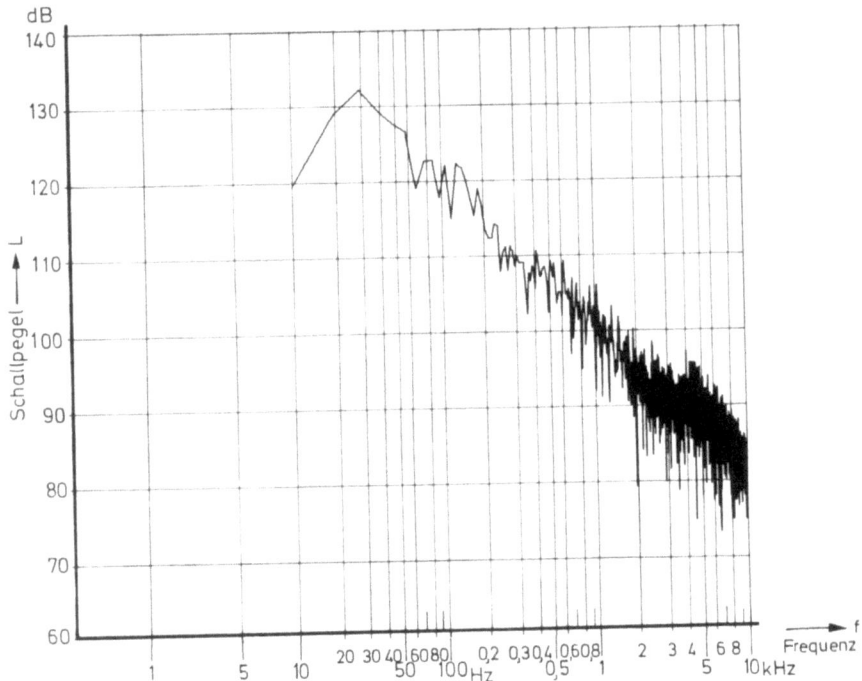

Abb. 32d. Amplitudendichtespektrum, Pz.H. 155 mm M109G, größte Ladung, Schuß-Nr. 34 vom 16.3.73, Meßpunkt: 20 m von der Mündung entfernt

X. Gehörschutzuntersuchungen

Die DIN 45611 "Messung der Schalldämmung von Gehörschützern nach der Hörschwellenmethode" dient dem Festlegen eines einheitlichen Verfahrens für die Messung der Schalldämmung von Gehörschutzgeräten (Gehörschutzstöpsel, Gehörschutzkapseln, Gehörschutzkappen).

Das in der Norm beschriebene Meßverfahren besteht im Vergleich der binauralen Freifeld-Hörschwellen von 10 geeigneten Versuchspersonen bei verschiedenen Frequenzen mit und ohne Benutzung von Gehörschutzgeräten (Prüfschwelle und Bezugsschwelle).

Die Differenz (in dB) dieser Hörschwellen ergibt die Schalldämmung des Gehörschutzgerätes an der Hörschwelle.

In der DIN 45611 wird darauf hingewiesen, daß das angegebene Meßverfahren gegenüber objektiven Messungen (z.B. am künstlichen Ohr) nach dem Stand der derzeitigen Erkenntnisse die zuverlässigsten Ergebnisse liefert.

Nach unseren Erkenntnissen ist das sicher der Fall, wenn nach obiger Methode Gehörschutzgeräte hinsichtlich der Schutzeigenschaften gegenüber Lärm untersucht werden sollen.

Gegenüber Knallen verhalten sich Gehörschutzgeräte, insbesondere
Kapseln und Kappen, oft anders. Da man die "Knalldruckdämmung"
mit Versuchspersonen nicht quantitativ erfassen kann, hat GÖL-
NITZ (26) in einem reflexionsarmen Raum mit einem Aufbau, wie
ihn die Abb. 33 zeigt, Messungen der Knalldruckdämmung durchgeführt. Das am rechten Ende der Schiene montierte Mikrofon
triggert den Aufnahmevorgang. Links davon befindet sich das
Freifeld-Mikrofon. Weiter links ist eine Aufnahmevorrichtung
mit dem zu untersuchenden Gehörschutzgerät, in der ein Mikrofon
installiert ist, das den Druck-Zeit-Verlauf im Inneren der Schutz-
kapsel aufnimmt.

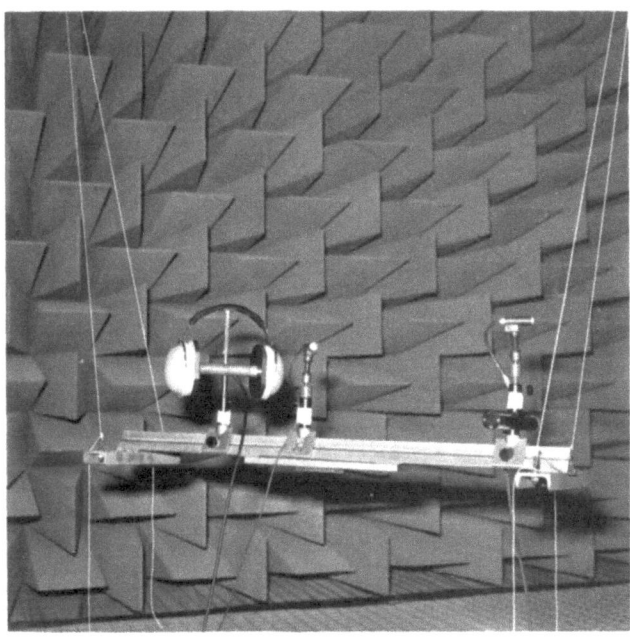

Abb. 33. Messung der Knalldruckdämmung im Reflexionsarmen Raum

Als Knallquelle dient eine Pistole P 1 mit Übungsmunition. Die
Signale beider Mikrofone werden auf zwei Spuren eines Magnet-
bandgerätes aufgezeichnet.

Mit Hilfe des Fourier-Analysators hp 5450 A werden die Spektren
des Eingangs- und Ausgangssignals ermittelt.

Werden diese Spektren miteinander durch Rechner verglichen, erhält man die "Übertragungsfunktion" des Gehörschutzgerätes und
somit die Knalldruckdämmkurve.

Abbildung 34 zeigt bei A den Knalldruckverlauf im Freifeld, bei
B den in der Kapsel.

52

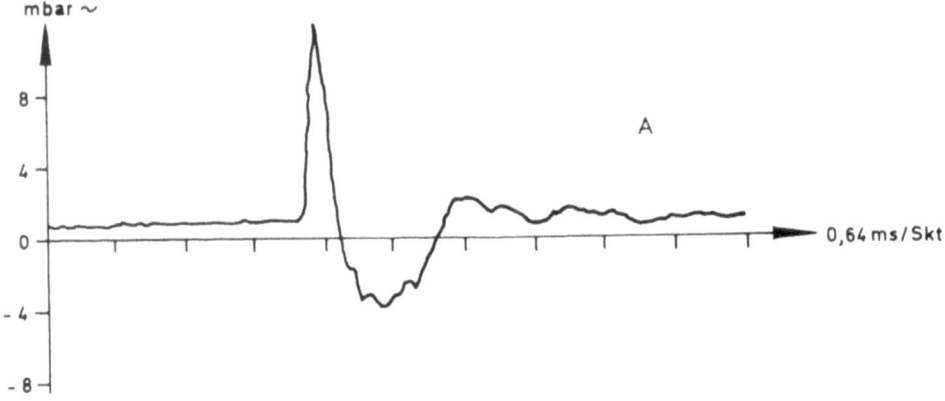

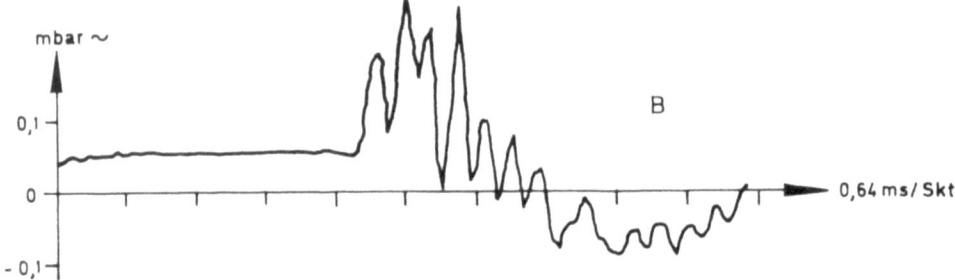

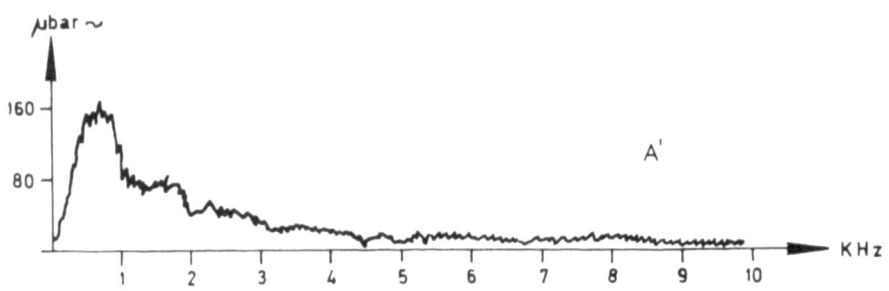

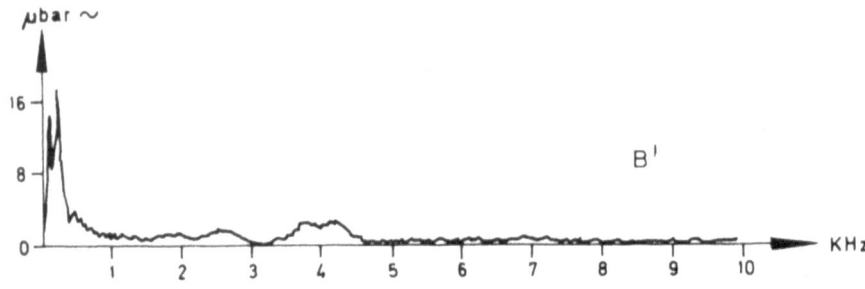

Abb. 34 A u. B

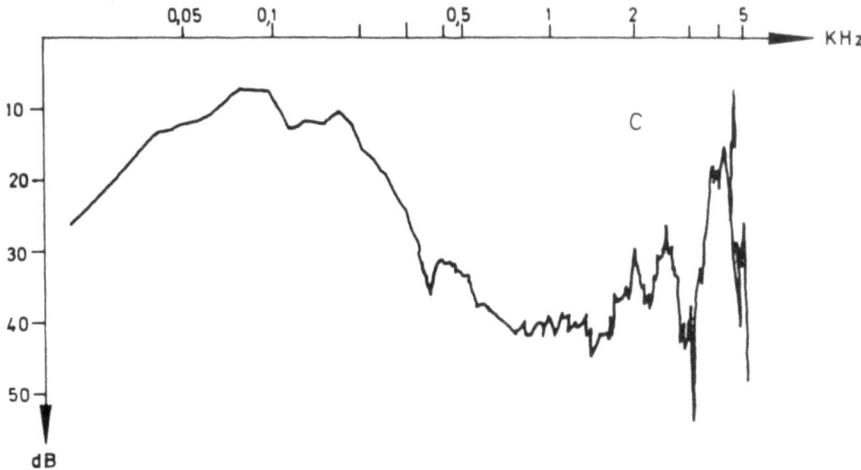

Abb. 34 C. Gehörschutz Willson SB 360. Frontaler Schalleinfall

Man beachte bei B das Auftreten von Resonanzschwingungen der Kapsel durch die Knall-Anregung und die Vergrößerung der Wirkdauer.

Bei A' bzw. B' sind die entsprechenden Knallspektren mit konstanter Bandbreite von f = 19,5 Hz aufgezeichnet.

Bei C sieht man die Knalldruckdämmkurve und in Abb. 35 die Schalldämmkurve nach DIN 45611.

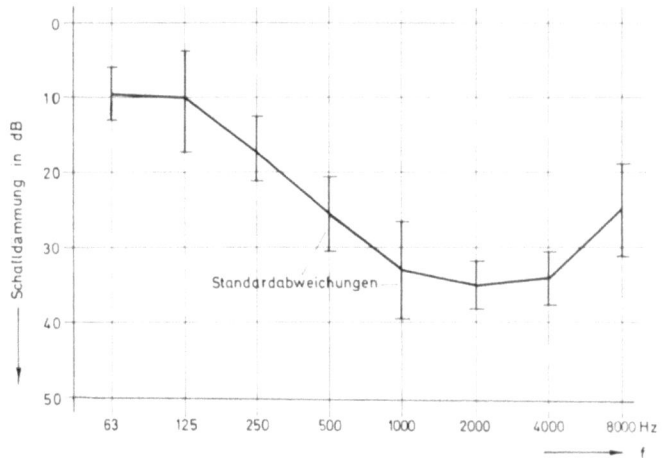

Abb. 35. Gehörschutzkappe Willson SB 360 mit Kopfbügel. Ermittlung der Schalldämmkurve nach DIN 45611 (Hörschwellenmethode)

Bei der Knalldämmungs-Messung sind sicher noch technische Unzulänglichkeiten zu beheben. Sie zeigt aber einen Weg zur objektiven Prüfung von Gehörschutzgeräten. Eine Verbesserung der Methode wird weiter angestrebt. So sollen bald mit einem Kunstkopf Abb. 36a und b entsprechende Versuche begonnen werden.

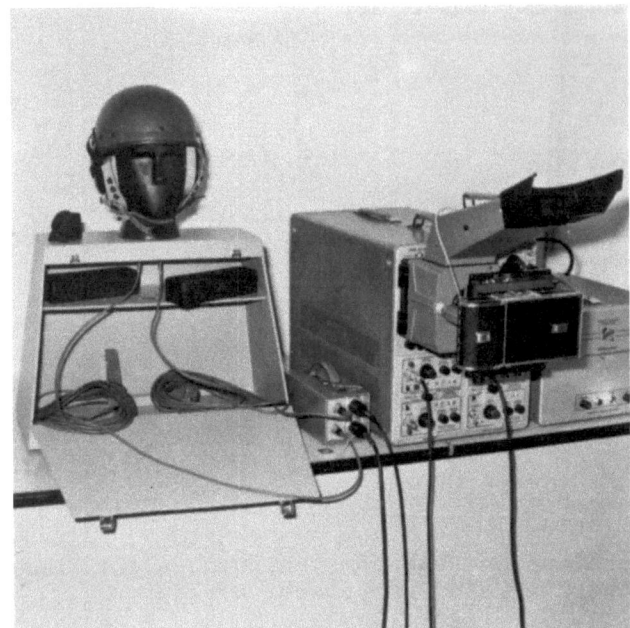

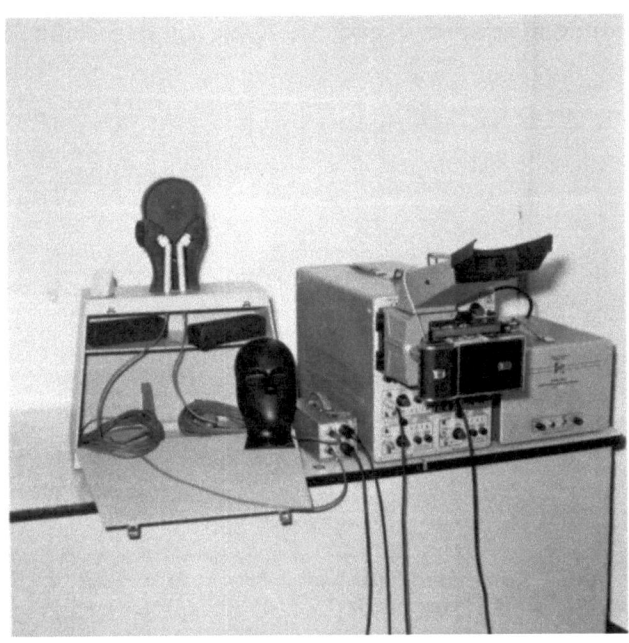

Abb. 36 a u. b. Kunstkopf zur Messung der Knalldämmung

Beim menschlichen Kopf treten Einflüsse wie Trageeigenschaften,
Paßform und Knochenleitung auf, so daß im Mittel die Messung mit
der geschilderten Aufnahmevorrichtung etwas abweichende Werte
liefert.

Mit einem Kunstkopf wird man der Wirklichkeit, wenn auch nicht
voll, so doch weitgehend näher kommen, wobei auch diese Ergebnisse mit denen am Leichenohr verglichen werden sollten.

E. Maßstäbe für die Beurteilung akustischer Einwirkungen

Criteria for the Assessment of Acoustic Effects

Summary. Among the physical characteristics used in assessment of the effect of impulse noise on man (peak pressure, rise time, effective duration and interpulse interval), it is the effective duration that, due to its range of definition from country to country, ought to have an internationally accepted definition that will permit a standard method of evaluation. As indicators of susceptibility to acoustic influences, temporary threshold shift (TTS) and time after exposure required for full recovery are important.

No lasting impairment is expected from any particular acoustic exposure if no more than 5% of those exposed show a TTS lasting 24 hours or more. Permanent threshold shift (PTS), which represents irreversible damage, should not be tolerated.

In order to demonstrate the tolerance limits for acoustic exposure, a preliminary damage-risk criterion has been developed in the Federal Republic of Germany. However, the results of serial investigations on more than 10,000 soldiers, in which groups of up to 100 were tested audiometrically before and after exposure to gunfire associated with scheduled training (rifles, bazookas, mortars, tank cannons), indicate that the damage-risk contours must be lowered by about 5 dB.

On the other hand, studies using the same impulse noise but with longer and shorter intervals between successive impulses have shown that, if the interpulse intervals are long enough, then the aforementioned preliminary risk criteria are approximately correct.

The proposed revision of the damage-risk contours for impulse noise (Fig. 43) holds, strictly speaking, only for a single session at the firing range. The question of its applicability to situations involving multiple sessions at daily intervals requires further clarification.

The reduction of the tolerance limits proposed here is in agreement with the recommendations of a working group of CHABA (the Committee on Hearing, Bioacoustics and Biomechanics of the National Research Council in the USA) chaired by W. DIXON WARD. Similarly, REINIER PLOMP, of the Dutch Institute for Perception RVO-TNO, advocates such a reduction in his proposal to a NATO Committee.

Zusammenfassung. Unter den physikalischen Maßstäben für die Beurteilung der Knalleinwirkung auf den Menschen (Schalldruck, Druckanstieg, Dauer der Einwirkung (Wirkzeit) und Pausendauer zwischen den Knallereignissen) bedarf die Wirkzeit - infolge ihrer international unterschiedlichen Berechnung - einer international gültigen Definition, die eine einheitliche Wertung erlaubt. Als Parameter für die Zumutbarkeit von akustischen Einwirkungen ist die Höhe der Schwellenabwanderung im Audiogramm (TTS) und deren Rückwanderungszeit zur Ausgangslage vor der Knall- bzw. Lärmeinwirkung maßgeblich. Von einer akustischen Einwirkung ist kein Dauerschaden zu erwarten, wenn nur bei 5% des belasteten Personenkreises 24 Std nach dem Ereignis noch eine Schwellenabwanderung besteht, die sich erfahrungsgemäß nach 14 Tagen zurückbildet, während 95% des belasteten Personenkreises keine Veränderung des Hörvermögens zeigt.

Eine permanente Schwellenabwanderung (PTS), die ja einen Dauerschaden darstellt, sollte nicht in Kauf genommen werden. Um die Belastungsgrenzen des Menschen gegenüber akustischen Einwirkungen aufzuzeigen, wurde ein vorläufiges Grenzpegeldiagramm entwickelt.

Nach Reihenuntersuchungen bei über zehntausend Soldaten, die in Serien von jeweils 100 im zeitlichen Zusammenhang mit den planmäßigen Schießübungen (Gewehr, Panzerfaust, Mörser, Panzerkanone) vor und nach Knalleinwirkungen laufend audiometrisch untersucht wurden, muß die Toleranzkurve des vorläufigen Grenzpegeldiagramms um ca. 5 dB gesenkt werden. Untersuchungen gleicher Knallereignisse mit kurzer und langer Pause haben ergeben, daß die Kurve bei längerer Pausendauer zwischen den Knallereignissen wieder auf die bisherige erhöht werden kann.

Das berichtigte Grenzpegeldiagramm (Abb. 43) hat unter obigen Gesichtspunkten Gültigkeit für eine einmalige Schießübung. Die Frage einer Anwendung bei mehrfachen Schießübungen im täglichen Abstand bedarf noch der Klärung. Die Herabsetzung der Toleranzkurve steht im Einklang mit dem Vorschlag der amerikanischen Arbeitsgruppe des National Research Council Committee on Hearing, Bioacoustics and Biomechanics (CHABA) unter Leitung von W. DIXON WARD (Lit.). PLOMP vom Niederländischen Institut for Perception RVO-TNO befürwortet in seinem Vorschlag für die NATO-Kommission ebenfalls eine Herabsetzung.

Für die Beurteilung akustischer Einwirkungen auf den Menschen sind von der physikalischen Seite maßgeblich:

1. der Schalldruck,
2. der Druckanstieg,
3. die Dauer der Einwirkung (Wirkzeit) und
4. die Pause zwischen den Knallereignissen.

Alle Faktoren stehen in einem Abhängigkeitsverhältnis zueinander. Je höher der Schalldruck, je kürzer die Anstiegszeit, um so schneller tritt ein Hörschaden ein. Je länger und je häufiger Pausen zwischen den Schallereignissen eingeschaltet sind, um so geringer sind die Schäden, da sich das Gehör zwischenzeitlich erholen kann. Nur die Kürze der Wirkzeit - wenige Mikrosekunden-Millisekunden - bedingt, daß die Hörschäden nicht größeren Umfang annehmen (s. D VIII).

Nach den Empfehlungen der "International Organisation for Standardisation" (ISO) nimmt man an, daß eine achtstündige Einwirkung eines Geräusches von 90 dB(A) die maximale Belastung des Ohres zur Verhütung von Gehörschäden im Berufsleben darstellt.

Aus Tabelle 2 ist ersichtlich, um wieviel dieser Wert höher als 90 db(A) sein kann, wenn die tägliche Belastung kurzzeitiger erfolgt (Wirkzeit) und von einer *Lärmpause* gefolgt ist.

Als Beispiel: Eine einstündige Einwirkung von 90 + 8 dB(A) mit nachfolgender Lärmpause von jeweils 1 Std ist gleichwertig einer achtstündigen Einwirkung von 90 dB(A). Die Tabelle wurde von WILLMS (Bundesministerium für das Gesundheitswesen) auf Grund der Messungen von GLORIG und Mitarb. (USA) aufgestellt.

Tabelle 2. Zulässige Erhöhung der Grenzwerte zur Vermeidung von Gehörschäden (N 85 oder 90 dB(A)) bei wiederholter Einwirkung von Geräuschen während des Arbeitstages. Ein Einwirkungszyklus besteht aus Wirkzeit und Pause. Die letzte Zeile gilt für einmalige Einwirkung am Arbeitsplatz. (Nach WILLMS vom Bundesministerium für das Gesundheitswesen)

| Pause | Wirkzeit | | | | | | | |
| | in Minuten (min) | | | | in Stunden (Std) | | | |
	2	5	10	15	1/2	1	2	4
5 min	23	18	13	11	7	5	3	0
10 min	27	23	16	13	8	5	3	0
15 min	30	25	17	14	9	6	4	0
1/2 Std	30	26	19	16	10	7	4	0
1 Std	30	27	20	17	11	8	4	0
2 Std	30	27	21	17	12	9	5	1
4 Std	30	28	22	18	12	9	5	1

I. Temporäre Schwellenabwanderung (Temporary Threshold Shift - TTS) und Rückwanderungszeit (Recovery Time) im Audiogramm. Permanente Schwellenabwanderung (Permanent Threshold Shift - PTS)

Für die Beurteilung einer akustischen Einwirkung auf den Menschen in einer Größenordnung, die über der liegt, die eine Belästigung und vegetative Störungen auslösen kann, ist in erster Linie die Reaktion des Hörapparates maßgeblich. Diese erfolgt mit starken individuellen Schwankungen. Z.B. können Knallereignisse bei üblichen Schießübungen das Hörvermögen der meisten Soldaten nur minutenlang oder gar nicht verändern, während ein gewisser Prozentsatz der Schießenden zur Erholung Tage braucht oder sogar einen Dauerschaden erleidet.

Als Kriterium für die Beurteilung des Hörvermögens ist die Kurve des Audiogramms vor und nach der Schalleinwirkung maßgeblich.

Bei einer Reihe von Menschen zeigt das Audiogramm nach dem akustischen Trauma eine temporäre Schwellenabwanderung - im internationalen Schrifttum TTS (Temporary Threshold Shift) genannt - von unterschiedlichem Ausmaß und verschieden langer Dauer. Die TTS_2 ist das Ergebnis der audiometrischen Messung 2 min nach Sistieren der akustischen Einwirkung. Sie ist reversibel und beinhaltet keine Zerstörung von Nervenzellen, insbesondere der Haarzellen, sondern stellt eine Ermüdung oder einen reversiblen Schaden dar.

Unter Verwendung der TTS hat JANSEN (33, 34, 35) für Impulslärmbelastung ein Impuls-Bewertungs-Maß (ImBM) angegeben, das er experimentell an Versuchspersonen an Hand der Parameter: Hörschwellenabwanderung (TTS), Blutdruckmessung (RR) und Volumen-Pulsregistrierung (FPA) als Gesamtreaktion ermittelt. Das ImBM faßt die physikalischen Parameter: Impulsdauer, Pausendauer und Lautstärke in einer Einwertangabe zusammen.

Die Prüfung der Frage, ob die bei Dauergeräuschen auftretenden regelmäßigen
Erscheinungen bei TTS, Blutdruck und peripherer Venenpulsaktion auch für
Impulsgeräusche zutreffen, ergab, daß die regelmäßigen Zusammenhänge im Im-
pulslärmbereich nicht in der gleichen Weise bestehen, sondern daß zum Teil
gegensinnig verlaufende Reaktionen bei Impulslärmbelastung erkennbar sind,
z.B. zwischen TTS und diastolischen Blutdruckwerten.

Der Parameter für die Dauer einer solchen Schwellenabwanderung
ist die "Rückwanderungszeit" (Recovery Time).

Als Rückwanderungszeit - die sich bei allen Untersuchungen als
das zuverlässigste Kriterium erwiesen hat - wird die Zeit bezeichnet, die das Gehör benötigt, um sich nach einer durch
akustische Einwirkungen entstandenen Abwanderung der Hörschwelle wieder zum Ausgangswert vor der akustischen Einwirkung zu-
rückzubilden. Ob die Rückwanderungszeit eine echte Erholung
oder eine Readaptation darstellt, ist auf Grund der bisher vorliegenden histologischen Bilder der Cochlea am Meerschweinchen
nicht zu entscheiden. Schließlich wird als weitere Beurteilungs-
größe die permanente Schwellenabwanderung (PTS, Permanent
Threshold Shift) herangezogen. Die PTS stellt einen bleibenden·
Hörschaden durch ein akustisches Trauma dar. Sie sollte, wenn
auch nicht vermeidbar, als Kriterium für eine tragbare Schallbelastung nicht in Kauf genommen werden. Jedenfalls ist es zweckmäßig, bei der Beurteilung eines Schallereignisses nur eine de-
finierte TTS und Rückwanderungszeit bestimmten Ausmaßes in Kauf
zu nehmen, von denen man praktisch mit einer Restitutio ad inte-
grum rechnen kann.

Nach den Arbeiten von englisch-amerikanischer Seite, insbesondere
denen von KRYTER, WARD, MILLER und ELDREDGE (42), wird für Dauer-
schall eine temporäre Schwellenabwanderung (TTS)(Temporary Threshold Shift) bei 50% der ausgesetzten normalhörenden Personen von

10 dB bei oder unter 1000 Hz,
15 dB bei   2000 Hz,
20 dB bei oder über 2000 Hz

für tragbar gehalten. Ob diese auch auf eine durch Knall hervor-
gerufene Schwellenabwanderung (TTS) zutrifft, war nicht bekannt.

Zur Klärung dieser Fragen wurden bei vielen Soldaten der Bundeswehr, insbesondere Rekrutenlehrgängen, von je ca. 100 Soldaten
laufend audiometrische Untersuchungen über die temporäre Schwellenabwanderung und deren Rückwanderungszeit nach Geräusch- und
Knallbelastungen während der 3monatigen Ausbildungszeit vorgenommen.

Vorab war zu klären, ob die Reaktion des Hörvermögens auf eine Geräuschbelastung *vor* der Teilnahme an Schießübungen einen Hinweis
auf ein knallgefährdetes Hörorgan gibt.

Die Ergebnisse dieser Untersuchungen sind aus den folgenden nach
gleichem Schema angelegten Abbildungen ersichtlich, die aus der jeweiligen Untersuchungsserie die unterschiedliche Reaktion des Hörvermögens auf akustische Ereignisse bezüglich Rückwanderungszeit
bzw. TTS zeigen.

In Abb. 37a und b sind auf der Abszisse die Zeitwerte in min angegeben; die Ordinate zeigt die Anzahl der Untersuchten. Die jeweils eingetragenen schwarzen Säulen lassen die tatsächliche Anzahl der Soldaten auf der jeweiligen Zeitmarkierung erkennen.
Wie die Abb. 37a und b zeigen, ist die Rückwanderungszeit um so
länger, je stärker die Geräuschbelastung war.

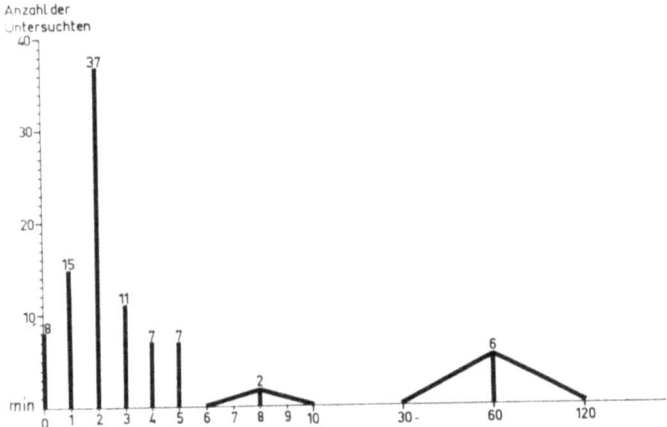

Abb. 37a. Rückwanderungszeit der TTS (zeitliche Schwellenabwanderung) nach Geräuschbelastung 1 min 90 dB 2000-4000 Hz bei 93 als tauglich eingestellten Rekruten vor der Schießausbildung

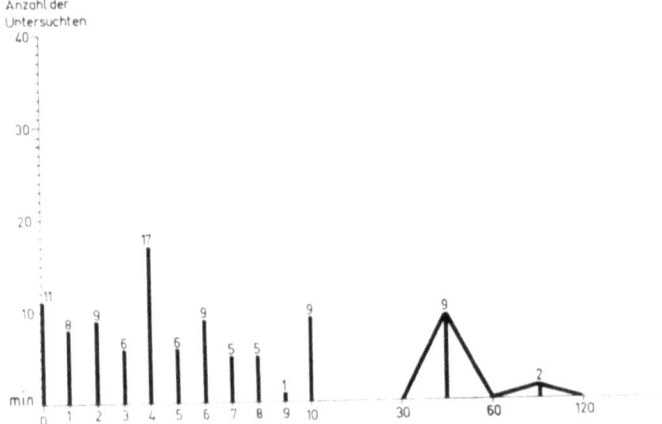

Abb. 37b. Rückwanderungszeit der TTS (zeitliche Schwellenabwanderung) nach Geräuschbelastung 2 min 110 dB 2000-4000 Hz bei 97 als tauglich eingestellten Rekruten vor der Schießausbildung

Während bei einer Geräuschbelastung von 90 dB 1 min lang die
Rückwanderungszeit bei der Mehrzahl zwischen 1 und 4 min mit
einem Maximum bei 2 min lag (Abb. 37a), verlängerte sich diese
auf 4-10 min bei der stärkeren Belastung von 110 dB für die
Dauer von 2 min (Abb. 37b). Außerdem ist ersichtlich, daß auch
die Anzahl der Probanden, die eine verlängerte, offenbar pathologische Rückwanderungszeit von 30-120 min hatten, bei der stär-

keren Geräuscheinwirkung (2 min, 110 dB) größer war, als bei
der geringen (1 min, 90 dB). Bei den Knalleinwirkungen nach der
ersten planmäßigen Schießübung desselben Personenkreises (5 Schuß
Einzelfeuer G 3) sind die Rückwanderungszeiten bereits erheblich höher. 2/3 bis 3/4 der Soldaten zeigten im Anschluß an
die Knalleinwirkungen eine Rückwanderungszeit bis zu 10 min,
die Mehrzahl eine zwischen 2-4 min. Die Höhe der temporären
Schwellenabwanderung (TTS) dieses Personenkreises hielt sich
in dem von KRYTER und Mitarb. (42) angegebenen Limit für Lärm
1/4 bis 1/3 der in den Untersuchungsreihen befindlichen Soldaten
hatte dagegen eine Schwellenabwanderung, die über der von KRYTER
und Mitarb. (42) für 50% als für Lärm schadenfrei bezeichneten
Grenze lag, und hatte gleichzeitig eine verlängerte Rückwanderungszeit (Abb. 38).

Man sieht, daß die Höhe der temporären Schwellenabwanderung
(TTS) und die Rückwanderungszeit in einem bestimmten Verhältnis stehen. Je größer die temporäre Schwellenabwanderung, um
so länger die Rückwanderungszeit (Abb. 38). Die weiteren Untersuchungen zeigten, daß bei Rückwanderungszeiten von Tagen beim
nächsten Knalltrauma die Gefahr einer bleibenden Schwellenabwanderung (PTS - Permanent Threshold Shift) besteht.

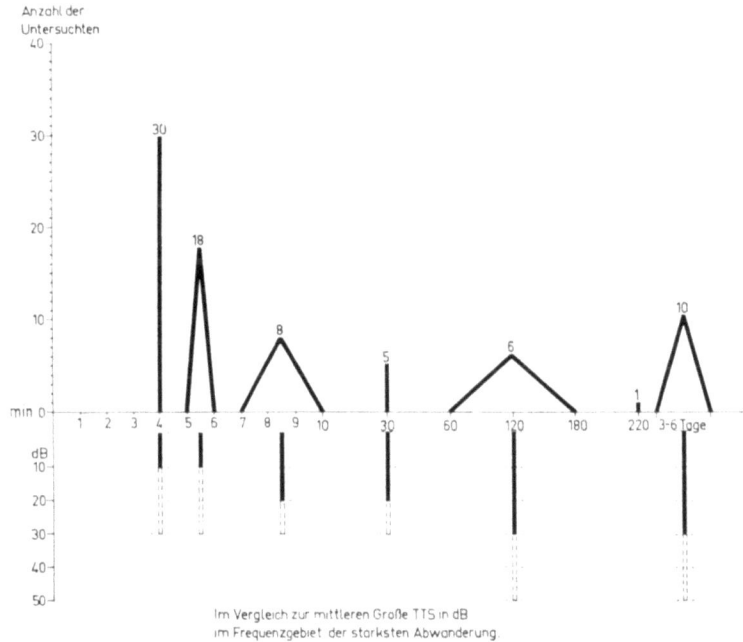

Abb. 38. Rückwanderungszeit der TTS (zeitliche Schwellenabwanderung) nach
Knallbelastung Gewehr (G 3). 161 dB Spitzendruck, Wirkdauer 5 x 1 msec (Milli-
sekunde). Pausendauer zwischen den Schüssen 10 sec (1. Schießen) bei 78 als
tauglich eingestellten Rekruten

5 Soldaten dieser Untersuchungsserie, die nach dem ersten Schießen bereits eine Rückwanderungszeit von 3-6 Tagen zeigten,
hatten nach Abschluß der Schießausbildung eine permanente bzw.

bleibende Schwellenabwanderung (PTS). Diese zeigten bei den
laufenden audiometrischen Untersuchungen im Zusammenhang mit
den folgenden Schießübungen, daß sich die Rückwanderungszeit
im Anschluß an Knallereignisse laufend verlängerte, bis schließlich keine Rückwanderung mehr eintrat.

Diese Untersuchungen hatten als Ergebnis:

1. Eine Geräuschbelastung gibt keinen sicheren Hinweis für eine
   Gefährdung durch Knall, da die Soldaten mit länger dauernder
   Hörverschlechterung durch Geräusch nicht dieselben waren, die
   sich nach der Schießübung als gefährdet erwiesen.

2. Die durch normale Schießübung auftretende Belastung des ungeschützten Ohres insbesondere bei wiederholten Schießübungen ist
   zu hoch. Diese Feststellung führte bereits zu einem ersten Lärmschutzerlaß. Einzelheiten s. Abschnitt II.

Daß die Schädigungsquote in erster Linie von den Schalldruck-
Spitzenwerten abhängig ist, zeigen die Ergebnisse jüngerer Untersuchungen mit dem Gewehr G 3, in das ein Einsteckrohr 5,6 mm
(Kleinkaliber) eingepaßt war. Hierdurch wurde der Schalldruck
auf 134 dB auf dem rechten Ohr und auf 136 dB auf dem linken Ohr
gegenüber 156 dB rechts bzw. 158 dB links bei regulärem Gewehr-
lauf reduziert.

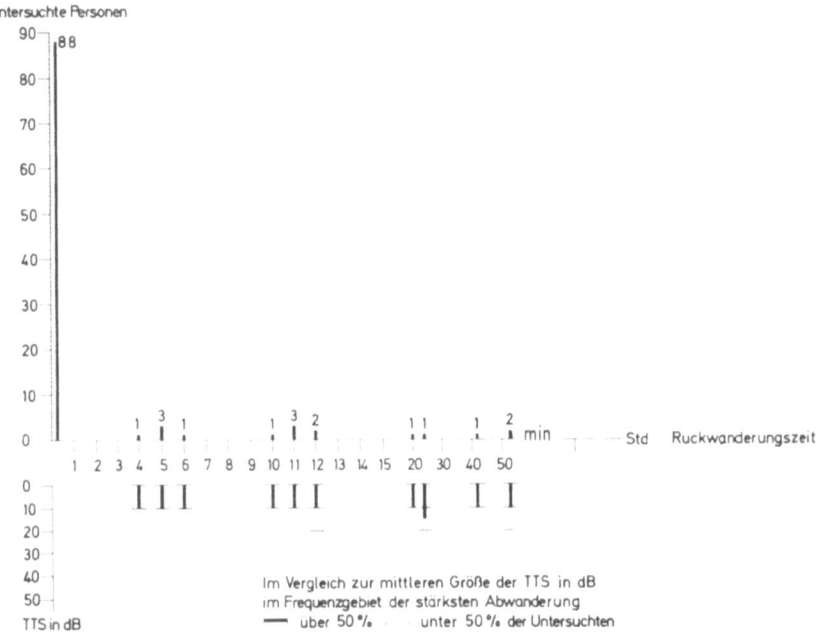

Abb. 39. Zeitliche Schwellenabwanderung (TTS) und deren Rückwanderungszeit
bei 104 Schützen nach dem Schießen. 6 Schuß Einzelfeuer aus Gewehr G 3 mit
Einsteckrohr 5,6 mm Kleinklb. Schalldruck: 136 dB li. Ohr; 134 dB re. Ohr.
Wirkdauer des Einzelschusses 1,7 - 2,2 msec. Pausendauer zwischen den Schüssen
10 sec. Hörschutz: bei Rechtsschützen rechtes Ohr, bei Linksschützen linkes
Ohr, das andere Ohr jeweils frei (Billesholmwatte)

Der Unterschied von 156/158 dB zu 161 dB in Abb. 38 erklärt sich
aus den unterschiedlichen Gewehranschlagsarten bei den beiden
Schüssen (Sandsackauflage, Anschußbock).

Abbildung 39 zeigt, daß die TTS und die Rückwanderungszeiten
gegenüber den Knalleinwirkungen mit dem regulären Gewehr G 3
erheblich geringer sind.

Die bei den Kleinkaliberschüssen auftretenden Schalldrucke sind
offenbar so gut verträglich, daß ein nennenswerter Unterschied
in der Reaktion auf dem durch Billesholmwatte geschützten linken Ohr und dem ungeschützten rechten Ohr nicht ermittelt werden
konnte.

Wie aus Abb. 40 ersichtlich, sind bei Schüssen mit der Panzerabwehrbüchse (84 mm mit Einstecksystem 6,5 mm) mit höheren Schall-
druckspitzenwerten, etwa dem G 3 entsprechend, die Rückwanderungszeiten bzw. die Schwellenabwanderung wesentlich länger bzw.
größer; vor allem waren die Schwellenabwanderung und die Rückwanderungszeit auf dem ungeschützten linken Ohr (das rechte
war durch Billesholmwatte geschützt) wesentlich größer.

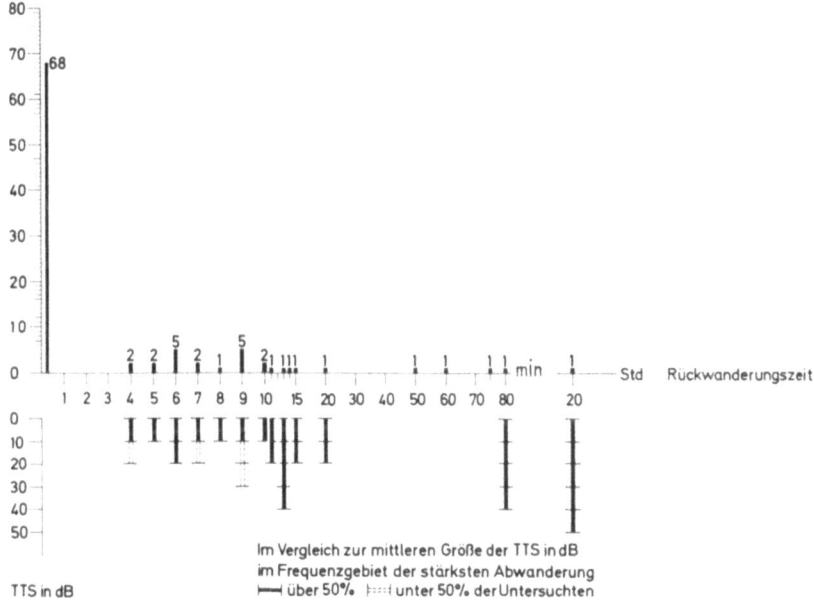

Abb. 40. Zeitliche Schwellenabwanderung (TTS) und deren Rückwanderungszeit
bei 97 Schützen nach dem Schießen mit Panzerabwehrbüchse 84 mm mit Einstecksystem 6,5 mm 3 Schuß. Pausendauer zwischen den Schüssen 1 min. Schalldruck:
154 dB li. Ohr; 155 dB re. Ohr. Wirkzeit 2,2 - 2,6 msec. Hörschutz: re. Ohr
Billesholmwatte, li. Ohr frei

Für die ohrenärztliche Praxis ergibt sich, daß eine über 24 Std
dauernde Rückwanderungszeit, die gewöhnlich mit subjektiven Erscheinungen wie Ohrenrauschen verbunden ist, einen Hinweis dafür

gibt, daß bei weiteren Knalleinwirkungen mit bleibenden Schäden zu rechnen ist.

Temporäre Schwellenabwanderungen nach der ersten Schießübung, deren Höhe über der von KRYTER, WARD, MILLER und ELDREDGE (42) angegebenen Grenze liegt, zeigen ebenfalls an, daß dieser Personenkreis gegenüber Knall besonders gefährdet ist.

II. Grenzpegeldiagramm zur Hörschädenvermeidung

Wie durch Reihenuntersuchungen mit den verschiedensten Fragestellungen im Rahmen der üblichen Schießausbildung (Gewehr, Panzerfaust, Panzerschießen) festgestellt werden konnte, sind die Schädigungsquoten bezüglich einer permanenten Hörminderung (PTS) bei den derzeit eingeführten Waffen so, daß zur Vermeidung von Hörschäden bei Schießübungen grundsätzlich Hörschutz erforderlich ist. Diese Erkenntnisse haben bereits zu einem Erlaß über "vorläufige Maßnahmen gegen Lärmschäden", VM Blatt 2/68 vom 20.1.68 und VM Blatt 2/72 vom 31.1.72 (Neufassung) geführt, in dem das Tragen von Hörschutz bei Schießübungen angeordnet ist.

In der Verordnung des Bundesministeriums der Verteidigung "Grundlagen der Lärmbekämpfung und Maßnahmen des Sanitätsdienstes" vom 24.7.1967 ist ein vorläufiger Hinweis über die zumutbaren akustischen Einwirkungen, die ohne Schäden ertragen werden können, in Form eines vorläufigen Grenzpegeldiagramms

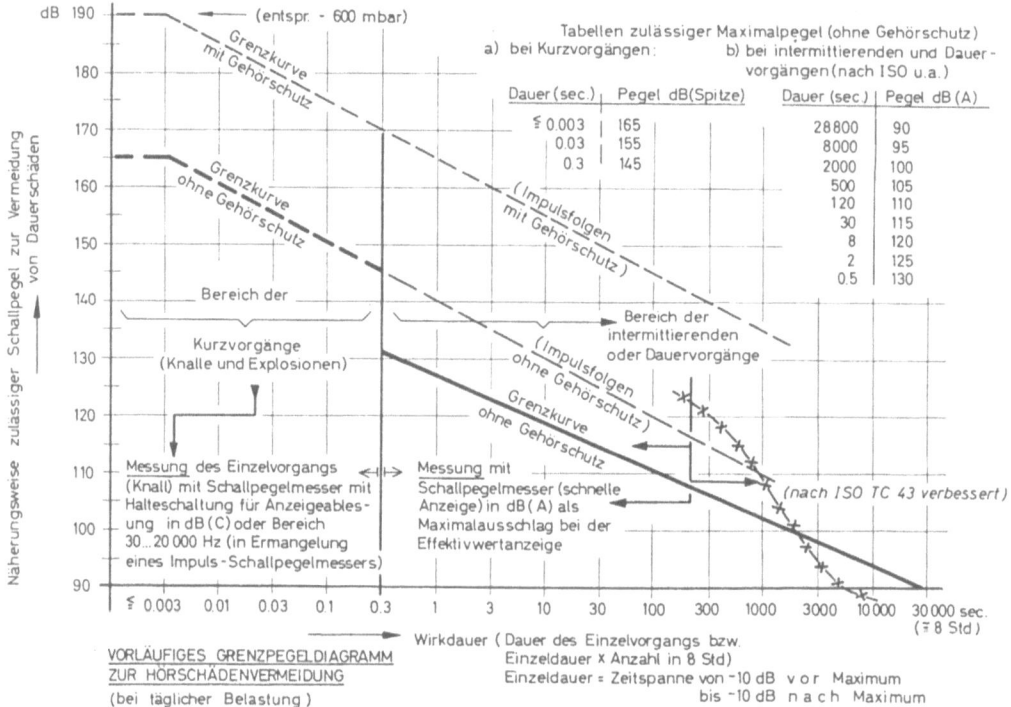

Abb. 41. Vorläufiges Grenzpegeldiagramm zur Hörschädenvermeidung

enthalten (Abb. 41). In diesem vorläufigen, auf Initiative des
Bundesministeriums der Verteidigung unter Mitwirkung von anderen Bundesministerien, von Ländervertretungen und von Forschungs-
instituten erarbeiteten Grenzpegeldiagramm ist auf der Abszisse
die Zeitdauer und auf der Ordinate der Schallpegel angegeben.
Die Kurve geht von der Annahme aus, daß ein Einzelvorgang von
190 dB Schallspitzendruck bei einer Einwirkungsdauer von 0,003
sec mit Gehörschutz, und von 165 dB Schallspitzendruck für die
gleiche Dauer ohne Gehörschutz die oberste belastbare Grenze darstellt.

Es erhebt sich die Frage, ob das vorläufige Grenzpegeldiagramm
zur Hörschädenvermeidung bei Knall- und Lärmbelastungen mit
den Ergebnissen der bisherigen Reihenuntersuchungen in Einklang
zu bringen ist.

Bei der Beurteilung dieser Frage muß man davon ausgehen, daß ein
hundertprozentiger Schutz gegen Knallschädigungen Maßnahmen erforderlich machen würde, die die Sicherheit beim Schießen bzw.
die Durchführung überhaupt in Frage stellen.

Die bisherigen Untersuchungen lassen erkennen, daß beim Tragen
eines geeigneten Hörschutzes 90-95% der Soldaten bei den im Rahmen der planmäßigen Schießübungen erfolgenden Knallen keine Hörschädigung aufweisen. Das heißt, die audiometrische Untersuchung
vor und unmittelbar nach dem Schießen zeigt keine Schwellenabwanderung oder, wenn eine solche vorhanden ist, eine Rückwanderung der Schwelle zur Ausgangskurve innerhalb von 1 Std, in Ausnahmefällen bis zu 3 Std.

Etwa 5% der Soldaten reagieren dagegen empfindlicher auf Knallereignisse. Bei diesem Personenkreis geht die Schwellenabwanderung in dem hauptsächlich betroffenen Hochtonbereich (2000-6000
Hz) bis 40 dB. Die Rückwanderungszeit zur Ausgangskurve vor dem
Schießen beträgt in diesem Falle über 24 Std nach dem stattge-
habten Knalltrauma.

Selten kommt es zu einer permanenten Schwellenabwanderung (PTS -
Permanent Threshold Shift) und damit zu einer bleibenden Hörstörung. Auch wenn die abgewanderte Schwelle nach 24 Std noch
nicht zur Ausgangslage zurückgekehrt ist, pflegt in der Regel
nach Tagen eine vollständige Erholung einzutreten.

Die bisherigen Reihenuntersuchungen zur Frage der Zumutbarkeit
von Knallereignissen haben gezeigt, daß, wenn man den hörge-
fährdeten Personenkreis von 5% (Rückwanderungszeit nach Knalltrauma 24 Std und darüber) besonders überwacht und ärztlich
behandelt (Medikamente, Befreiung vom Schießen), sich auch bei
diesem Personenkreis endgültige Hörschäden durch Knall weitgehend
vermeiden lassen.

Anders liegen die Verhältnisse, wenn bei diesen gefährdeten
Soldaten (5%) erneut Knalle einwirken. Hier pflegt sich die
Abwanderung zu vergrößern bzw. zu verbreitern, die Rückwanderungszeit zu verlängern, und schließlich tritt keine Rückwanderung mehr ein, so daß aus der temporären Schwellenabwanderung eine permanente geworden ist.

Aber auch Soldaten, deren Gehör nicht besonders knallempfind-
lich ist, erleiden bleibende Hörschäden, wenn sie besonders
häufig Knallen ausgesetzt sind, denn gemäß dem Grenzpegeldiagramm (Abb. 41) hängt die Schädigungsmöglichkeit durch
Knalle sowohl vom Spitzendruck als auch von der Wirkdauer des
einzelnen Knalles und auch von der *Anzahl* der Knalle pro Tag
ab (Aufsichtsführende).

Bei dem Kreis länger dienender Soldaten, die jahrelang ohne
Hörschutz an Schießübungen, z.T. als Aufsichtspersonal teil-
nahmen, finden wir in einem hohen Prozentsatz erhebliche Hoch-
tonsenken mit permanenten Schwellenabwanderungen bis 70 dB Hörverlust.

Auffallend ist bei diesem Personenkreis, der massive Hochton-
senken aufweist, daß erneute Knallbelastung meist nicht mehr
zu einer Veränderung des Audiogramms führt, was zu der Vorstellung berechtigt, daß nach Ausfall der äußeren Haarzellen,
wie hierbei anzunehmen ist, knallresistente innere Haarzellen
vorhanden sind.

WARD (92) hat allerdings bei Versuchen an Chinchillas, die er
hochintensiven Lärmeinwirkungen ausgesetzt hat (114-123 dB,
1/4 - 2 Std), bei Vorliegen einer TTS histologische Veränderungen im Sinne einer Destruktion praktisch aller äußeren Haarzellen festgestellt, während im Falle einer PTS die äußeren
und inneren Haarzellen geschädigt waren; ein Ergebnis, daß auch
WARD erstaunt hat, weil auf Grund der bisherigen Funktionsbe-
trachtung der Haarzellen bei Vorliegen einer PTS im Hochtongebiet nur ein Ausfall der äußeren Haarzellen wahrscheinlich ist.

Neueste Tierversuche von HAMERNIK und HENDERSON (29a) an Chinchillas, die Lärm und zusätzlich knallähnlichen Impulsen (Spitzendruck 175 dB(A)) ausgesetzt waren, zeigten traumatische Veränderungen an inneren und äußeren Haarzellen und Zerreißungen
im gesamten Cortischen Organ.

Aus dem hohen Prozentsatz knallgeschädigter, länger dienender
Soldaten muß man schließen, daß die Schädigungsquote proportional zur Häufigkeit der Knallereignisse ansteigt.

Zur Frage, ob die aus der Praxis der Reihenuntersuchungen ge-
wonnenen Resultate mit dem Grenzpegeldiagramm übereinstimmen,
wurden diese mit den Toleranzkurven verglichen.

Die Ergebnisse von 13 Untersuchungsserien an Soldaten (Tabelle
3), die im zeitlichen Zusammenhang mit Knallereignissen verschiedenster Art stattfanden, sind nun in das vorläufige Grenzpegeldiagramm eingearbeitet worden.

Die Ergebnisse sind als Punkte unter Nr. 1-13 sichtbar (Abb. 42).
Die Werte 3, 5 und 13 zeigen über 24 Std verlängerte Rückwanderungszeiten bei über 15%, 8% bzw. 22% des untersuchten Personenkreises.
Der Wert 3 (5 Schuß Einzelfeuer Gewehr G 3 ohne Hörschutz) liegt zwar
unterhalb der Grenzkurve (alt) ohne Gehörschutz, führte jedoch zu
einer verlängerten Rückwanderungszeit bei über 15% der Soldaten.

Der Wert 5 (15 Mörserschüsse mit Hörschutz) liegt über der Grenzkurve mit Gehörschutz, der Wert 13 (2 Std Panzerfahrt "Marder")
liegt über der Grenzkurve ohne Gehörschutz.

Tabelle 3. Nach Knall- und Lärmeinwirkung ermittelte Werte für temporäre Schwellenabwanderung und Rückwanderungs-zeit im Audiogramm, bezogen auf das vorläufige Grenzpegeldiagramm

Lfd. Nr.	Art der Belastung	Hörschutz		Wirkdauer	Schalldruck	Pausendauer zwischen den Schüssen	Verlängerte Rückwanderungs-zeit
1.	Geräusch-belastung	ohne Hörschutz	2000-4000 Hz	1 min	90 dB		
2.	Geräusch-belastung	ohne Hörschutz	2000-4000 Hz	2 min	110 dB		
3.	Knall-belastung	ohne Hörschutz	5 Schuß Einzelfeuer aus Gewehr G 3	5x1 msec	161 dB	10 sec	über 15%
4.	Knall-belastung	mit Hörschutz Com-Fit	1 Mörserschuß	7 msec	180 dB		unter 5%
5.	Knall-belastung	mit Hörschutz Com-Fit	15 Mörserschüsse	105 msec	180 dB	5-9 sec	über 8%
6.	Knall-belastung	mit Hörschutz Com-Fit	6 Schuß Einzelfeuer aus Gewehr G 3	6 x 1-2 msec	158 dB		unter 5%
7.	Knall-belastung	mit Hörschutz Com-Fit	2 Panzerfaustschüsse	1,5 msec je Schuß	186 dB	4-5 Std	unter 5%
8.	Knall-belastung	mit Hörschutz Com-Fit	2 Panzerfaustschüsse	1,5 msec je Schuß	186 dB	60 sec	5%
9.	Knall-belastung	mit Hörschutz Com-Fit	6 Schuß Dauerfeuer	2,5 msec	158 dB	105 msec	5%
10.	Knall-belastung	mit Hörschutz Billesholm-Watte für 1 Ohr	3 Schuß Panzerabwehr-büchse mit Einsteck-system	2,2 msec	155 dB		unter 5%
11.	Knall-belastung	mit Hörschutz Billesholm-Watte für 1 Ohr	6 Schuß Einzelfeuer aus Gewehr G 3 mit Einsteckrohr 5,6 mm Kleinkaliber	1,7-2,2 msec	136 dB li. Ohr 134 dB re. Ohr		unter 5%
12.	Lärm-belastung	Hörschutzkopf-hörer - 5 dB Dämpfung bis 1000 Hz; 30 dB Dämpfung bis 4000 Hz	Panzerfahrt (Leopard)	2 Std	117 dB bzw. 105-110 dB(A)		unter 5%
13.	Lärm-belastung	ohne Hörschutz	Panzerfahrt (Schützen-panzer Marder)	2 Std	122-124 dB bzw. 107-114 dB(A)		22%

Die Ergebnisse der Tabelle 3 zeigen, daß die Grenzkurve bei Knall um ca. 5 dB erniedrigt werden muß, um eine 95%ige Sicherheit zu erzielen (Abb. 42).

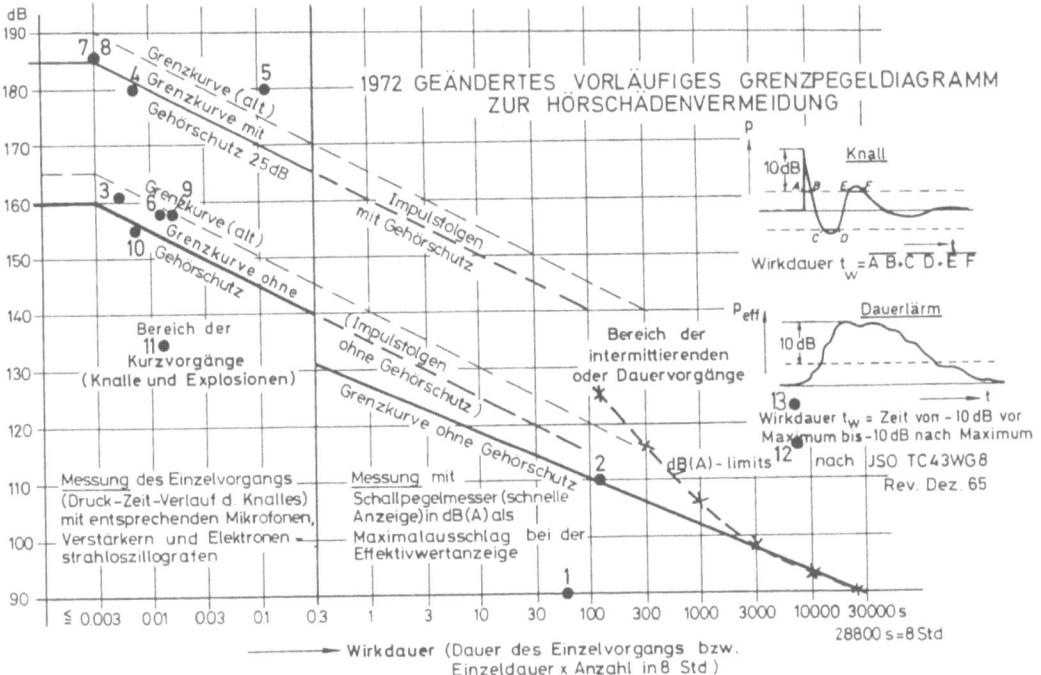

Abb. 42. 1972 geändertes vorläufiges Grenzpegeldiagramm zur Hörschädenverminderung mit 13 eingezeichneten Untersuchungsergebnissen

Da eine Kontrollserie, bei der eine Serie von 12 Mörserschüssen abgegeben wurde, bei längerer Pausendauer zwischen den Schüssen (3-7 min) nur bei 5% eine Rückwanderungszeit über 24 Std zeigte, wird deutlich, daß die Pausendauer zwischen den Knallereignissen in das Diagramm eingearbeitet werden muß - wie bereits im Schrifttum berichtet (61).

Eine entsprechend lange Pause rechtfertigt unter Umständen die Anhebung der Grenzkurve auf die alte Höhe.

Einzelheiten über die Einwirkung der Pause s. Abschnitt E III.

Da nach den Untersuchungen von FLETCHER und LOEB Wirkdauern (A Zeit) im Bereich von Mikrosekunden eine unterschiedliche TTS zur Folge hatten (20c) wurde die Grenzlinie des Grenzpegeldiagramms im Bereich der Kurzvorgänge (1-3 msec) nicht mehr horizontal, sondern in Richtung des ansteigenden Kurvenverlaufs geändert (s. Abb. 43). Bei Betrachtung vom pathophysiologischen Standpunkt bedürfen allerdings die Ergebnisse eines unterschiedlichen Wirkungsmechanismus im Bereich so kurzfristiger Wirkdauern einer kritischen Überprüfung.

Weiterhin ist berücksicht worden, daß beim Zustandekommen endgültiger Hörschäden ein Summationseffekt wirksam ist in der Form, daß häufige kurzfristige Wiederholung von Knallereignissen - die als Einzelübung ohne Schaden vertragen werden - zu endgültigen Schäden führen kann. Das jetzt gültige Grenzpegeldiagramm, Abb.

43, wurde daher mit dem Zusatz "gültig für tägliche Belastung mit anschließender Ruhepause von mindestens 8 Std" versehen.

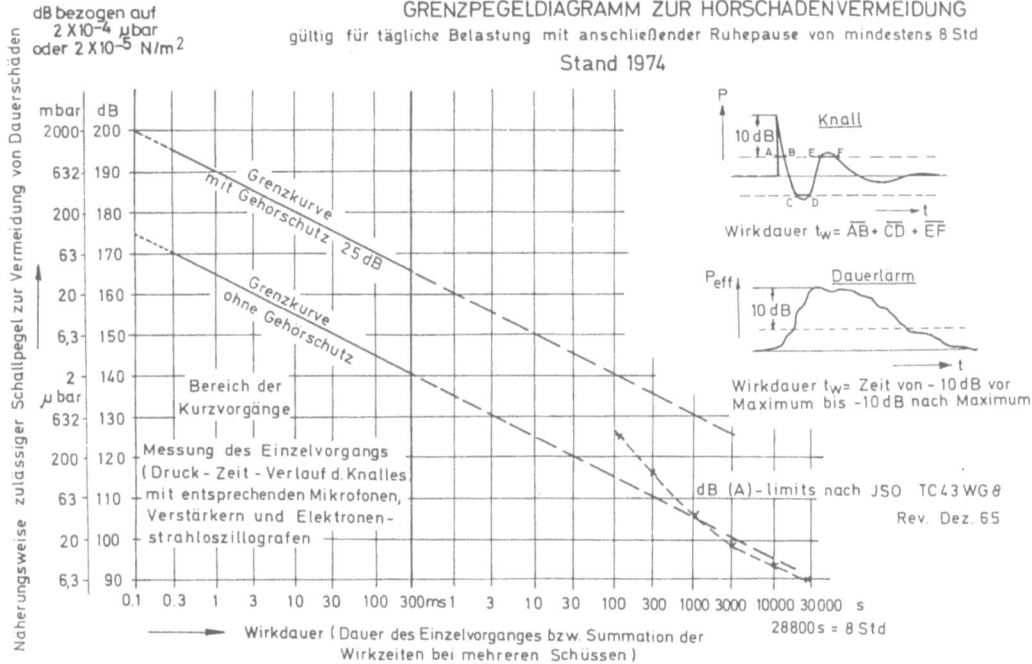

Abb. 43. Seit 1974 angewandtes Grenzpegeldiagramm zur Hörschädenvermeidung, gültig für tägliche Belastung mit anschließender Ruhepause von mindestens 8 Std

III. Einfluß der Pausendauer zwischen den Knallen

Aus den zahlreichen Untersuchungen an Lärmexponierten geht eindeutig hervor, daß die Pausendauer von entscheidender Bedeutung ist, um das Hörorgan gegenüber Lärmeinflüssen weniger anfällig zu machen. Die abgesunkenen Hörschwellen pflegen im Laufe der Nacht wieder auf den Ausgangswert zurückzugehen, so daß bei Arbeitsbeginn das Hörvermögen wieder die Ausgangslage vor Lärmexpositionen erreicht hat. Außerdem zeigen die Ergebnisse der Untersuchungen mit Impulslärm und Dauerlärm gleicher Intensität, daß der Impulslärm infolge der eingeschalteten Pausen weniger schädigend wirkt als der Dauerlärm.

Um den Einfluß der Pausendauer zu ermitteln, wurden anläßlich gleichartiger Knallereignisse mit kurzen und langen Pausen zwischen den Knallen audiometrische Reihenuntersuchungen vorgenommen mit dem Ziel, die jeweilige Schwellenabwanderung und deren Rückwanderungszeit unmittelbar nach dem Ende der Knallereignisse zu ermitteln.

Die Untersuchungen wurden im Rahmen der planmäßigen Übungen während der Ausbildung bei verschiedenen Rekrutenlehrgängen vorgenommen.

Alle Soldaten waren entsprechend dem seit dem 20.1.1968 gültigen Lärmschutzerlaß (VM Blatt 68, S. 58) mit Hörschutz, in
diesem Falle Comfit, ausgestattet.

Bei den Übungen handelte es sich zunächst um 6 Gewehrschüsse,
die als Einzelschüsse mit einer Pausendauer von 10 sec (=
10 000 msec) abgegeben wurden, und bei der nächsten Übung

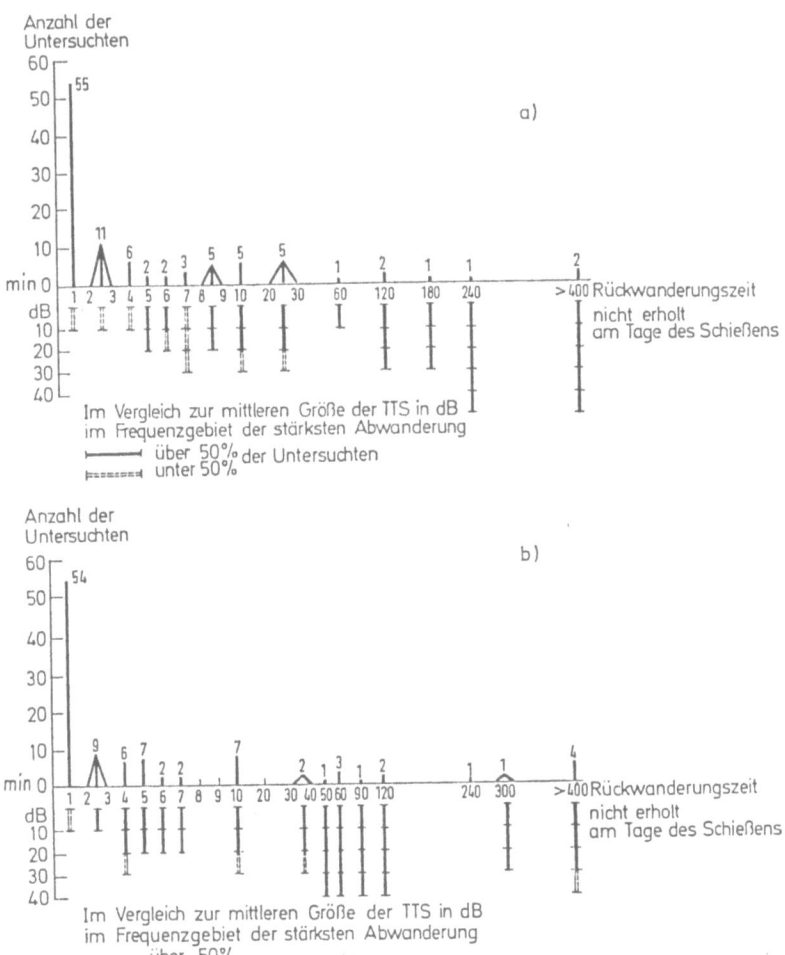

Abb. 44. a) Rückwanderungszeit der TTS (zeitliche Schwellenabwanderung)
nach Knallbelastung Gewehr (G 3) bei 101 Rekruten. 6 Schuß Einzelfeuer.
Schalldruck rechtes Ohr 156 dB, Schalldruck linkes Ohr 158 dB (Sandsackauf-
lage). Wirkdauer des Einzelschusses 2,5 msec. Pausendauer zwischen den
Schüssen 10 sec. Zwei Soldaten hatten sich nach 12 Std noch nicht erholt.
Als Hörschutz wurde "Com-Fit" getragen. b) Rückwanderungszeit der TTS (zeit-
liche Schwellenabwanderung) nach Knallbelastung 6 Schuß Dauerfeuer Gewehr
(G 3) bei 102 Rekruten. Schalldruck rechtes Ohr 156 dB, Schalldruck linkes
Ohr 158 dB (Sandsackauflage). Wirkdauer des Einzelschusses 2,5 msec. Pausen-
dauer zwischen den Schüssen 105 msec. Als Hörschutz wurde "Com-Fit" getragen

selbstverständlich von demselben Personenkreis als Feuerstoß
mit einem Intervall von 105 msec - entsprechend der Kadenz
Gewehr G 3 - abgegeben wurden.

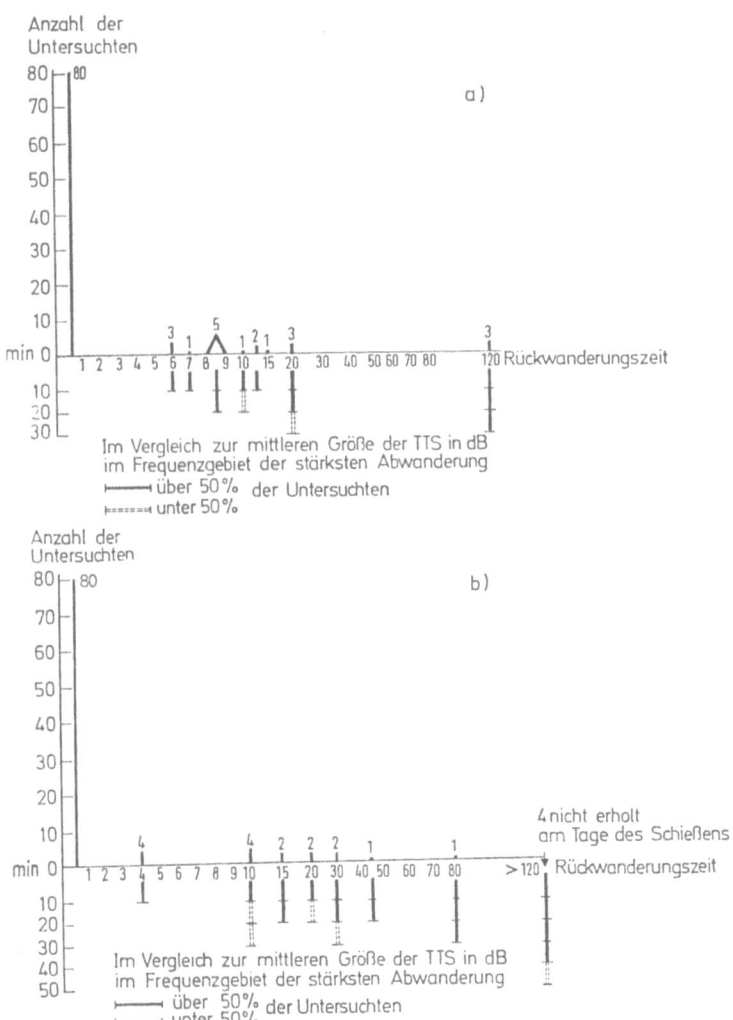

Abb. 45. a) Rückwanderungszeit der TTS (zeitliche Schwellenabwanderung)
bei 100 Soldaten (Rekruten) nach Abschlußknall durch 2 Panzerfaust-
Schüsse Carl Gustaf. Schalldruck 186 dB. Wirkdauer des Einzelschusses
1,5 msec. Pausendauer zwischen den Schüssen 4-5 Std Munit.-Üb.-Patr. 84 mm
x 245 DM 28. Als Hörschutz wurde "Com-Fit" getragen. b) Rückwanderungszeit
der TTS (zeitliche Schwellenabwanderung) bei 100 Soldaten (Rekruten) nach
Abschlußknall durch 2 Panzerfaust-Schüsse Carl Gustaf. Schalldruck 186 dB.
Wirkdauer des Einzelschusses 1,5 msec. Pausendauer zwischen den Schüssen
ca. 60 sec Munit.-Üb.-Patr. 84 mm x 245 DM 28. Als Hörschutz wurde "Com-
Fit" getragen

Weiterhin wurde der Einfluß von 2 Panzerfaustschüssen - die
einmal mit einer langen Pause von 4-5 Std Dauer und dann mit
einem Intervall von 60 sec zwischen den Schüssen abgefeuert
wurden - untersucht.

Abbildung 44a und b zeigen neben den technischen Daten, daß bei
dem größten Teil der Rekruten (über 80%) ein nennenswerter Unterschied in der Schwellenabwanderung und Rückwanderungszeit bei kurzer und längerer Pause zwischen diesen Knallereignissen nicht besteht. Dagegen ist ersichtlich, daß der offenbar "schädigungsbe-
reite" bzw. "schallüberempfindliche" Personenkreis von etwa 5%
der Untersuchten bei kürzerer Pause zwischen den Knallereignissen
eine längere Rückwanderungszeit benötigt.

Abbildung 45a und b zeigen bei Einwirkung der Panzerfaustschüsse
ähnliche Ergebnisse. Auch hier ist bei 5% bei der kurzen Pause
von 60 sec eine längere Rückwanderungszeit als bei einer Pause
von 4-5 Std zu beobachten, so daß man annehmen muß, daß vorwiegend bei schallempfindlichen Ohren die Pause für die Erholung
von besonderer Bedeutung ist. Der günstige Einfluß einer länge-
ren Pause zwischen den Schüssen auf das Hörorgan zeigte sich
auch bei einem Mörserschießen (12-15 Schuß) mit kurzem und längerem Intervall zwischen den Schüssen, worauf bei der Beurteilung des Grenzpegeldiagramms bereits hingewiesen wurde.

Das entspricht den Ergebnissen von WARD und Mitarb. (90), die
bei Geräuschbelastungen an Normalhörenden eine deutliche Ab-
hängigkeit der "Recovery time" von der Pausendauer zeigten.

Die bei diesen Untersuchungen beobachtete TTS zeigte keine
signifikanten Unterschiede zwischen den Knallbelastungen bei
kurzer und langer Pause. Das bestätigt die Vorstellung, daß
bei der Beurteilung der individuellen Knallgefährdung der Rückwanderungszeit ein zuverlässigerer Aussagewert zukommt als der
TTS.

IV. Wiederholte Knalltraumen
═══════════════════════════

Wenn man davon ausgeht, daß Lärm und Knall eine ähnliche Wirkung
auf das Hörvermögen ausüben, ist die Vorstellung berechtigt,
daß in Analogie zur Lärmwirkung nach einer Primärreaktion des
Hörvermögens im Sinne einer TTS oder PTS eine Gewöhnung eintritt
und eine weitere Zunahme der TTS bzw. PTS bei wiederholten Knalleinwirkungen nicht erfolgen würde. Das ist in der Regel beim
Knall nicht der Fall.

Ein Rekrutenlehrgang von 78 Soldaten, die nach der ersten Schießübung (5 Schüsse G 3) - die vor der Lärmschutzverordnung VM-
Blatt 2/68 vom 20.1.68 ohne Hörschutz stattfand - laufend audio-
metriert wurden, zeigte bei 3/4 des Personenkreises eine TTS in
dem von KRYTER für Lärm geforderten Limit mit einer Rückwanderungszeit bis zu 30 min.

17 Soldaten - entsprechend etwa 1/4 der getesteten Personen -
zeigten eine TTS über dem Limit und eine verlängerte Rückwanderungszeit, zumindest bei 10 Soldaten (Abb. 39).

Der gleiche Rekrutenlehrgang wurde während der gesamten Schießübung weiter audiometrisch überwacht. Bei den in diesem Zusammenhang vorgenommenen Messungen der Rückwanderungszeit und
Schwellenabwanderung zeigte sich, daß diese 17 Soldaten, die
eine Rückwanderungszeit von 60 min bis zu 6 Tagen beim ersten
Schießen hatten, laufend verlängerte Rückwanderungszeiten und
eine erhöhte Schwellenabwanderung gegenüber dem Anfangsbefund
im Anschluß an die Knallereignisse aufwiesen.

5 Soldaten dieser Untersuchungsserie, die nach dem ersten Schießen bereits eine Rückwanderungszeit von 3-6 Tagen hatten, zeigten nach Abschluß der Schießausbildung eine permanente bzw. bleibende Schwellenabwanderung (Permanent Threshold Shift - PTS).

Auch sonstige Beobachtungen an Soldaten, die eine durch Knall
entstandene PTS im Audiogramm aufwiesen, zeigten, daß sich eine
PTS im Hochtongebiet nach weiteren Knalleinwirkungen laufend ver-
stärkte. Wenn dagegen erst eine massive wannenförmige PTS bis
70 dB als Knallfolge vorhanden ist, wie bei einem hohen Prozentsatz des Aufsichtspersonals, tritt allerdings in der Regel keine
Zunahme der PTS mehr ein.

Auch für Lärmgeschädigte mit ähnlichen Senken trifft dies zu,
wie ich bei Reihenuntersuchungen am Bedienungspersonal bei
Starfightererprobungen feststellen konnte.

Aus dem hohen Prozentsatz knallgeschädigter, länger dienender
Soldaten, insbesondere des beim Schießen aufsichtführenden Per-
sonals, muß man schließen, daß die Schädigungsquote proportional
zur Häufigkeit der Knallereignisse ansteigt. Das bedeutet, auch
Soldaten, die nicht zu dem knallempfindlichen Personenkreis von
etwa 5% gehören, erleiden bei häufigen Knallereignissen der
routinemäßigen Schießübungen, denen sie ohne ausreichenden Hörschutz ausgesetzt sind, Hörschäden, die sich bei weiteren Knallereignissen verstärken.

Wiederholte Knalltraumen im Rahmen der üblichen Schießausbildung
verursachen bei dem knallgefährdeten Personenkreis von 5% der
Soldaten fast immer eine laufende Verlängerung der Rückwanderungszeit und Erhöhung der TTS. Bei einem Teil dieser Soldaten wird
die TTS zur PTS.

Auch die knallresistenten Personen sind ohne ausreichenden Hörschutz gefährdet, wenn sie als Aufsichtspersonal einer höheren
Anzahl von Knallen ausgesetzt sind.

Da das Aufsichtspersonal, welches ohne Hörschutz laufend an Schießübungen teilgenommen hat, zu über 70% hörgeschädigt ist, ist die
Annahme berechtigt, daß wenn Anzahl und Intensität der Knalle das
Grenzpegeldiagramm übersteigen, bei allen Personen Hörschäden auftreten bzw. damit zu rechnen ist.

Wenn eine hochgradige wannenförmige Hochtonsenke erreicht ist,
tritt auch bei weiteren Knallen im allgemeinen keine Progredienz
der Schwerhörigkeit durch weitere Knalle mehr ein (zur Frage der
Progredienz s. S. 97).

V. Unterschiedliche Reaktion des Hörvermögens nach Knall- und Lärmbelastung, bezogen auf die temporäre Schwellenabwanderung und die Rückwanderungszeit im Audiogramm

Da die endgültigen Schwellenabwanderungen (PTS) bei Lärm- und
Knallschäden gleichermaßen durch eine Hochtonsenke charakterisiert sind, war es naheliegend, sich zu fragen, ob die Reaktion
des Hörvermögens auf eine dosierte Geräuschbelastung einen Hinweis auf ein durch Knall gefährdetes Hörorgan durch Messung der
Schwellenabwanderung und Rückwanderungszeit im Audiogramm geben
würde. Zu diesem Zweck wurde ein Rekrutenlehrgang vor jeglicher
Schießübung nach vorangegangener Grundaudiometrie 2 min lang
einem Schmalbandgeräusch (2-4 kHz) von 110 dB ausgesetzt (Abb.
46). 70 Soldaten wurden einer Geräuschbelastung ausgesetzt. Dabei ergab sich, daß 42 (= 60%) keine Schwellenabwanderung zeigten, also unverändert ihr Gehör behalten hatten. Bei den übrigen, also bei 28 (= 40%) trat eine Schwellenabwanderung ein, die,
wie Abb. 46 erklären soll, ihrer Form nach in 3 Gruppen aufgeteilt werden kann. Die größten Schwellenabwanderungen, die ihrer
Form nach in der Abb. 46 oben abgebildet sind, lagen bei 4 Soldaten bei 3 kHz, bei 3 Soldaten bei 4 kHz und bei 8 Soldaten
bei 6 kHz.

10 Tage nach dieser Geräuschbelastung traten dieselben Soldaten
zu einer Schießübung an (Gewehr G 3, Knalldruckspitzenwert
161 dB). Bei dieser Schießübung trugen die Soldaten noch keinen
Hörschutz, da erst die späteren Untersuchungen (60) zeigten, daß
Hörschutz erforderlich ist. Von den 74.überprüften Soldaten blieben 37 (= 53%) unverändert. Die Hörschwellenabwanderungen der
übrigen Soldaten zeigt die Abb. 47. Sie waren ihrer Form nach
sehr ähnlich denen der Geräuschvorbelastung (Abb. 46). Nur die
bei der Knallbelastung aufgetretenen Hörschäden waren beträcht-
lich stärker als bei der Geräuschbelastung.

Es zeigte sich zwar bei dieser Geräuschvorbelastung, daß als
Folge davon einige Soldaten eine über längere Zeit bestehende
Hörverschlechterung aufwiesen; aber die in dieser Art herausge-
fundenen Soldaten waren nicht diejenigen, die sich bei der ersten
Schießübung, die einige Tage später stattfand, (Geräuschprüfung
am 10.7.67, die erste Schießübung am 20.7.67) als akustisch gefährdet erwiesen.

Bei einer anderen Gruppe von Soldaten war am 13.11.70 Gelegen-
heit, den Einfluß eines sehr starken Geräusches auf das Gehör
zu überprüfen. Diese Soldaten fuhren 2 Std lang in ihrem Panzer
(Leopard), wobei der Lärm ca. 105-110 dB(A) betrug.

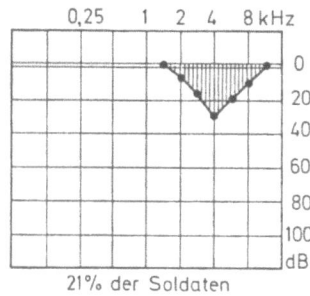

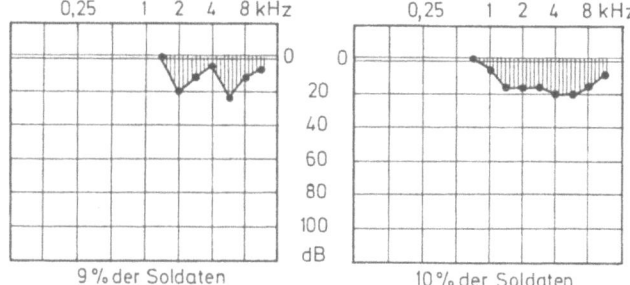

Abb. 46. Vorbelastung mit Schmalbandgeräusch (2-4 kHz) 2 min lang 110 dB. Unveränderte Hörschwelle bei 60% der Soldaten

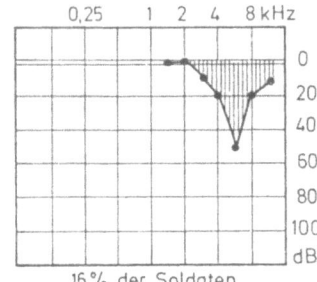

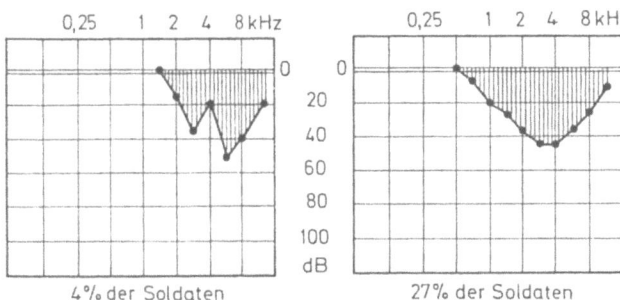

Abb. 47. Knallbelastung Gewehr G 3, Spitzenwert 160 dB. Unveränderte Hörschwelle bei 53% der Soldaten

Natürlich wird dieses Fahrgeräusch von Panzer zu Panzer etwas
unterschiedlich sein. Auch innerhalb des Panzers ist die Geräusch-
zusammensetzung von Platz zu Platz verschieden. In jedem Panzer
befanden sich 4 Soldaten, die jeder während der Fahrt unverändert ihren Platz beibehielten. Obwohl die Geräuschbelastung
der Soldaten etwas verschieden gewesen ist, kann die Abb. 48

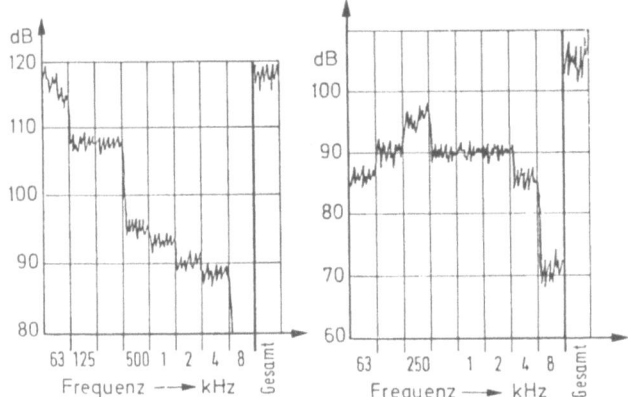

Abb. 48. Oktavanalyse des Fahrtgeräusches bei einer Panzerfahrt (1. und
2. Gang)

als Anhalt der vorhandenen Geräuschbelastung gelten. Es wurden
74 Soldaten audiometrisch sofort nach Beendigung der Panzerfahrt, d.h. ca. 5-10 min danach überprüft. Dabei blieben 34 Soldaten (also 46%) praktisch ohne Schwellenabwanderung. Die übrigen
40 (54%) zeigten Abwanderungen, wobei 21 der Soldaten eine leichte und 19 eine stärkere TTS aufwiesen (Abb. 49).

Die ausgezogenen Hörverlustkurven zeigen die schwächeren TTS
(28%), die gestrichelte Kurve stellt die stärkere TTS dar (26%).

Für die bisher angeführten Ergebnisse kann folgende zusammen-
fassende Aussage gemacht werden:

1. Die starke Vorbelastung mit dem Schmalbandgeräusch (2-4 kHz)
   brachte etwa dieselbe Hochtonsenke wie bei einer Knallbelastung, wobei allerdings die Stärke der Hörschäden bei der
   Knallbelastung der ungeschützten Ohren deutlich größer war
   als bei der Geräuschbelastung.

2. Es waren nicht dieselben Soldaten, die bei der Geräuschvorbelastung sich als akustisch gefährdet erwiesen wie bei der
   Knallbelastung.

3. Die starke Geräuschbelastung bei einer Panzerfahrt, wobei
   das Geräusch als ein Breitbandgeräusch bezeichnet werden
   kann, brachte sehr verschiedenartige Hörschäden. Hochton-
   senken, wie sie als Knalltrauma bekannt sind, traten relativ selten auf. Meisten erstreckten sich die Hörschäden
   über das ganze Frequenzgebiet.

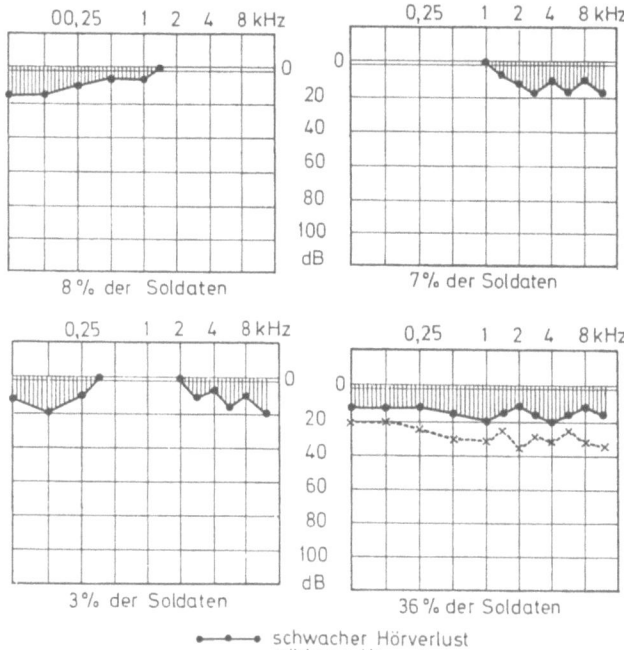

Abb. 49. Panzerfahrt 2 Std lang. Unveränderte Hörschwelle bei 46% der Soldaten

Bei einer Untersuchungsreihe von 50 Soldaten, die einer intensiven Lärmeinwirkung von 100-116 dB(A) während einer zweistündigen Fahrt (Gelände und Straße) im Schützenpanzer "Marder" ohne Gehörschutz ausgesetzt waren, zeigte sich diese breitfrequente Abwanderung, wie auch aus der Abb. 49 (Leopard) ersichtlich, besonders deutlich.

Das Audiogramm (Abb. 50) entspricht einem typischen Frühbefund nach Beendigung der Lärmeinwirkung. Die Auswertung dieser Untersuchungsreihe (s. Abb. 51) zeigt, daß sich 20 von 50 am Tage der Lärmeinwirkung, und von diesen 20 Soldaten 9 nach 24 Std nicht erholt hatten. Trotzdem entstand keine PTS. Dieses ist ein weiterer Hinweis dafür, daß Knalle für das Hörorgan gefährlicher sind.

Bei Lärmarbeitern findet man durchweg Hörschäden, die eine eindeutige Hochtonsenke enthalten, wie sie in ähnlicher Form bei einer Knallbelastung als Knalltrauma entsteht. Es mag die Vermutung ausgesprochen werden, daß in den Lärmbetrieben nicht so sehr der starke Lärm, sondern mehr die im Lärm enthaltenen Spitzenwerte (Impulse im hohen Frequenzgebiet) wie eine Knallbelastung zu den Hörschäden führen.

Als Kriterium eines durch Knall- oder Lärmbeeinflussung erzeugten Hörschadens dient aber nicht nur die Größe oder die Form des Hörschadens. Wichtig ist auch noch die Rückwanderungszeit

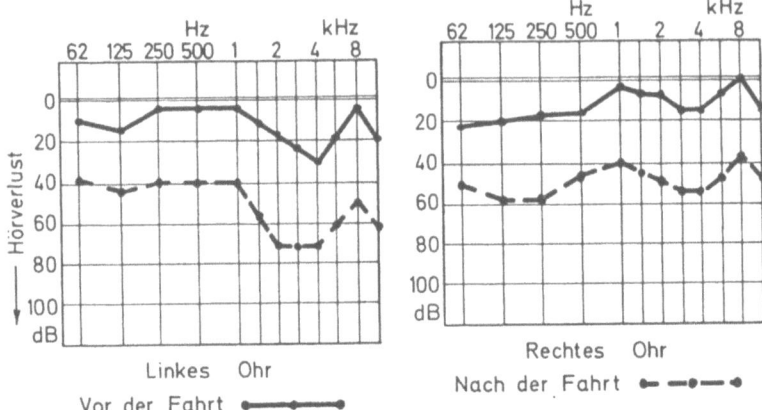

Abb. 50. Temporäre Schwellenabwanderung eines Soldaten 2 min nach einer zweistündigen Fahrt im Schützenpanzer "Marder", Beurteilungspegel Gesamtfahrzeit 2 Std = 113 dB(A)

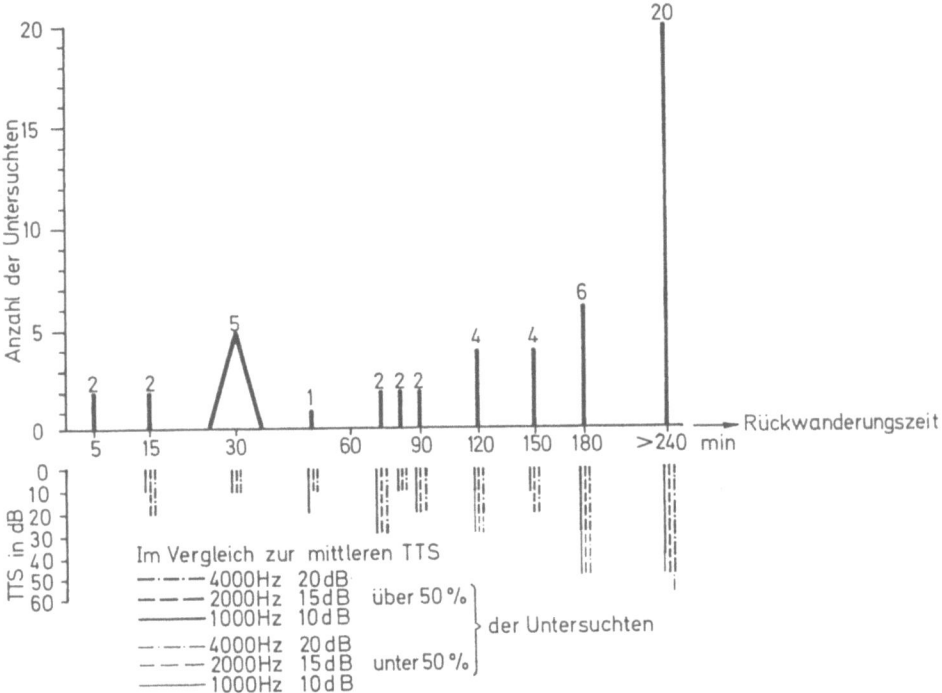

Abb. 51. Rückwanderungszeit und temporäre Schwellenabwanderung bei 50 Soldaten nach Lärmeinwirkung durch Schützenpanzer "Marder" während 2 Std Geländefahrt. 29.2.72 - 1.3.72. Geräuschbelastung: 90-120 dB(A). Beurteilungspegel für 2 Std 113 dB(A). 20 Personen erholten sich nicht am Tage der Lärmeinwirkung, davon erholten sich 11 nach 24 Std. Die restlichen 9 Soldaten wurden 14 Tage später untersucht, sie hatten sich bis auf einen Soldaten erholt. Bei diesem Soldaten bestand eine Hochtonsenke von 30 dB, die sich nach 2 Monaten aber auch zurückgebildet hatte

von dem entstandenen Hörschaden bis zur ursprünglichen Hörkur-
ve, worauf PFANDER (60, 62) in mehreren Veröffentlichungen hingewiesen hat. Vergleicht man diese Rückkehrzeiten für die Geräuschvorbelastung (am 10.6.67) mit denen der Schießübung bei
ungeschützten Ohren (am 20.7.67) und den Rückwanderungszeiten
bei der Panzerfahrt (am 13.12.70), so ergibt sich die Abb. 52.

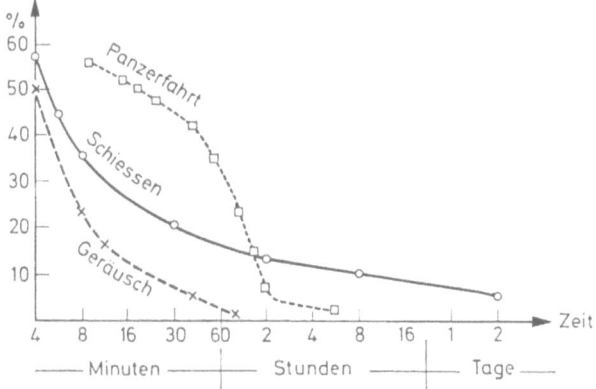

Abb. 52. Rückwanderungszeit des Hörverlustes nach Schallbelastung. Schießen:
Gewehr G 3; Geräusch: Schmalband 2-4 kHz 2 min-lang 110 dB; Panzerfahrt: 2 Std
lang (Panzer Leopard)

Die drei eingezeichneten Kurven sind die Erholungskurven der
geprüften Soldaten. Nach 4 min, als erster Meßpunkt bei der Geräuschvorbelastung, haben noch 49% der Soldaten eine deutliche
Schwellenabwanderung. Beim Schießen sind es 60% und bei der Panzerfahrt nach 10 min als erster Meßwert noch 55%.

Nach der damaligen Geräuschvorbelastung hatte sich das Gehör
schneller erholt als bei der Knallbelastung. Außerdem blieb bei
der Knallbelastung bei einigen Soldaten eine Schwellenabwanderung, die selbst nach 2 Tagen noch nicht wieder zum ursprünglichen Hörvermögen zurückgekehrt war. Nach der außerordentlich
starken Geräuschbelastung (Abb. 49) bei der 2 Std langen Panzerfahrt erholte sich das Gehör bei vielen Soldaten nur ganz allmählich; aber bei allen Soldaten war nach einigen Stunden eine
vollständige Erholung eingetreten.

Die Untersuchungen zeigen, daß die Reaktion des Hörvermögens auf
Knall- und Lärmbelastung, gemessen an der temporären Schwellenabwanderung im Audiogramm (Temporary Threshold Shift - TTS) und
an der Rückwanderungszeit (Recovery time) unterschiedlich ist.

Knalle verursachen eine Schwellenabwanderung im Hochtonbereich.
Lärm mit einem breiten Frequenzspektrum und hoher Intensität im
Tieftonbereich (z.B. bei Kettenfahrzeugen, Panzer "Leopard" und
"Marder") hat eine TTS zur Folge, die sich über ein wesentlich
breiteres Frequenzgebiet erstreckt, wobei die Abwanderung im Bereich der größten Intensität am stärksten ist. Allerdings scheint
sich das Hörvermögen im unteren Frequenzgebiet schneller zu erholen als im Hochtonareal. Die Rückwanderungszeit bei Lärmbe-

lastung ist im allgemeinen in einem höheren Prozentsatz länger als bei Knallbelastung. Der Prozentsatz der endgültigen Schädigung (Permanent Threshold Shift - PTS) ist jedoch bei stärkerer Knalleinwirkung höher als bei Lärm, wenn man analoge Werte des Grenzpegeldiagramms (Abb. 43) zugrunde legt.

Liegt die Intensität des Lärms wesentlich über dem Grenzwert des Diagramms (über 20-30 dB), ist auch bei häufiger Lärmeinwirkung mit einem Dauerschaden in Form der PTS zu rechnen, die sich dann aber im Hochtongebiet manifestiert, während die Schwellenabwanderungen im tieferen Frequenzgebiet auch hierbei zurückgewandert sind.

Die Gefahr einer endgültigen Schädigung ist aber offenbar selbst bei Lärmbelastungen, die erheblich über der Grenzkurve liegen, geringer als bei Knalleinwirkung.

So zeigte die Belastung bei einer einmaligen Lärmeinwirkung im Schützenpanzer Marder, die ca. 27 dB über der Grenzkurve lag, daß bei keinem Soldaten eine endgültige Hörstörung auftrat (s. Tabelle 3/S. 67, Abb. 42/S. 68 u. Abb. 51/S. 78).

Diese unterschiedliche Auswirkung bei Knall- und Lärmbelastung kann wahrscheinlich als Hinweis genommen werden, daß unser Innenohr durch diese beiden Belastungsarten ganz verschieden beansprucht wird. Eine Lärmbelastung ist durchweg langzeitig und stets länger als 1 sec und meist stundenlang. Ein Knall dagegen hat eine Dauer von wenigen Millisekunden. Beim Lärm spielt die Länge der zeitlichen Beanspruchung eine entscheidende Rolle. Sicherlich wird auch beim Knall der zeitliche Ablauf eine gewisse Rolle spielen. Von entscheidender Bedeutung ist aber beim Knall die Höhe der ersten Spitze.

Der Lärm wird durch die Länge der Beanspruchung zu Ermüdungserscheinungen führen. Bei einem Knall von 1 msec kann weder Ermüdung noch eine Überbeanspruchung der Nerventätigkeit bewirkt sein, denn die Nerven können bekanntlich nur mit ihrem streng definierten Einheitswert reagieren. Vermutlich haben wir es beim Knall mit einer rein mechanischen Überbeanspruchung gewisser Bauelemente im menschlichen Innenohr zu tun, während beim Lärm biochemische Vorgänge maßgeblich sind. Zu gleichen Vorstellungen kommt auch DIERHOFF (13, 14, 15). Die histologischen Befunde neuerer Tierversuche (29a) sprechen ebenfalls dafür, daß mechanische Insulte durch Knalle hervorgerufen werden können (Einzelheiten s. Abschnitt E II, S. 66 u. 92, Abb. 54 a u. b).

F. Prophylaxe knalltraumatischer Hörschäden

Prophylaxis of Hearing Loss Caused by Loud Bangs

Summary. The best prophylactic measure against either steady or impulse noise is the application of technical knowledge to reduce the noise at its source.
While such reduction of ordinary noise is generally practicable, for gunfire this is possible only by modifying the weapon (using barrel liners). A special test might identify the personnel most endangered. The use of ear protective equipment is almost always necessary.
Personnel exposed to noise and gunfire must be constantly monitored by audiometry.
The monitoring must be done systematically.

Zusammenfassung. Der beste Weg zur Prophylaxe sind technische Maßnahmen an der Knall- bzw. Lärmquelle mit dem Ziel, die Knall- bzw. Lärmwirkung zu reduzieren. Eine Reduzierung der Lärmwirkung ist praktikabel. Beim Knall bestehen diese Möglichkeiten nur durch Änderung der Waffe. Eine besondere Tauglichkeitsprüfung könnte den gefährdeten Personenkreis wahrscheinlich ermitteln. Das Tragen von Hörschutzgeräten ist fast immer erforderlich. Der lärm- und knallexponierte Personenkreis muß laufend audiometrisch überwacht werden. Die Überwachung muß systematisch erfolgen.

Zur Vermeidung von schädigenden Wirkungen akustischer Belastungen (insbesondere Knall) ist es naheliegend, bei der Quelle durch Schallabsorber die Lärm- und Knallwirkung zu reduzieren. Diese Möglichkeiten sind begrenzt, weil die gesteigerte Effektivität der Waffe bzw. der Maschine mit einer Erhöhung der Schallpegel einhergeht. Bei Lärmeinwirkungen liegen die Verhältnisse günstiger als bei Knall. Z.B. konnte durch Herausverlegung der Fahrstände aus den Maschinenräumen der Schnellboote eine erhebliche Reduzierung der Lärmeinwirkung erzielt werden. Im Rahmen der Ausbildung ist bei den Knalleinwirkungen eine Reduzierung möglich, indem z.B. Kleinkaliberläufe in Gewehrläufe G 3 eingebaut werden bzw. in Panzerfäuste Einstecksysteme. Wie die Untersuchungsergebnisse (Abb. 39) zeigen, sind z.B. bei Durchführung der Schießübungen mit Kleinkaliber keine Hörschäden, auch bei dem schallüberempfindlichen Personenkreis zu erwarten.

Eine weitere Möglichkeit bestünde in einer Tauglichkeitsuntersuchung, durch die die Personen ermittelt würden, deren Hörorgane gegenüber Knall besonders resistent sind. Hierzu wäre ein Knallsimulator geeignet, der zunächst Knalle produziert, deren Wirkung nach aller Voraussicht keine Schwellenabwanderung (TTS) verursacht. Die Knalle müssten dann laufend in Spitzendrucken und Wirkzeit gesteigert werden. Sobald die Untersuchten eine TTS über

10 dB bei 1000 Hz,
15 dB bei 2000 Hz,
20 dB bei 3000 Hz,

bzw. eine Rückwanderungszeit >10 min zeigen, werden diese ausge-
sondert. Die Knalle werden soweit gesteigert, bis sie der Wirkzeit und dem Spitzendruck der zu bedienenden Waffe entsprechen.

Personen, die nach diesen Knallen keine oder nur eine geringfügi-
ge TTS von unter 10 dB und eine Rückwanderungszeit unter 10 min
zeigen, sind dann bei Tragen eines geeigneten Hörschutzes, wie
in der Verordnung vorgesehen, voraussichtlich für die Bedienung
solcher Waffen geeignet und laufen nicht Gefahr, durch die Knalle
eine Hörschädigung zu erleiden.

Die Realisierung solcher theoretischer Überlegungen ist vorläu-
fig zu aufwendig, organisatorisch schwierig und zeitraubend. Daher bleibt als individuelle Prophylaxe das Tragen geeigneter Hörschutzgeräte. Das Prinzip der Hörschutzgeräte besteht darin, die
Schalleinwirkungen in ihrer Intensität so weit herabzusetzen, daß
beim Tragen keine Schädigung des Hörorganes erfolgen kann. Sie
sind zum Teil so konstruiert, daß die für die Sprachverständlich-
keit notwendigen Frequenzen geringer gedämpft das Trommelfell erreichen, während die im höheren Frequenzbereich liegenden Schalleinwirkungen in ihrer Intensität bis auf ein nicht schädigendes
Maß herabgesetzt werden. Wenn ein Sprachverständnis nicht von besonderer Bedeutung ist, kommen Schallschutzkappen in Frage, welche das gesamte Ohr abdecken.

Die Schallschutzgeräte dämmen die Intensität in der Regel um
30-40 dB und reichen daher im allgemeinen aus. Liegen höhere
Schalldrucke vor, muß auch der Übertragungsmechanismus der Knochenleitung gedämpft werden. Hierzu sind neben den Ohrschutz-
kappen Kopfschutzhauben erforderlich, die mit den Ohrschützern
verbunden sind. Das Tragen von Hörschutzgeräten kann neben einer
unterschiedlichen Beeinträchtigung der Sprachverständigung Mißempfindungen auslösen, die sich zu Erkrankungen steigern können.

Bei den Gehörgang verschließenden Schützern sind lästige Druck-
erscheinungen im Gehörgang beobachtet worden. Weiterhin können
Ekzeme und Gehörgangsentzündungen, die bekanntlich sehr schmerzhaft sind, auftreten. Die Kappen wirken oft lästig durch erhöhte Schweißsekretion unter der Kappe. Es ist eine Frage der Erprobung, welches Gerät bei welchem Lärm bzw. sonstiger Schalleinwirkung das jeweils zweckmäßigste ist und wie lange das Tragen bei Beanspruchung im Militärdienst ohne durch das Schutzge-
rät ausgelöste Beschwerden bzw. Krankheit möglich ist. Da Belästigungen gewisser Art durch das Tragen von Hörschutzgeräten
unvermeidbar sind, wird man zur Vermeidung bleibender Hörschäden den Gebrauch eines Hörschutzgerätes anordnen müssen (Einzelheiten s. Kapitel J. Hörschutzgeräte, S. 107).

Als weitere prophylaktische Maßnahme kommt die Überwachung der
knall- bzw. lärmgefährdeten Soldaten in Frage. Bei der Marine
und Luftwaffe besteht bereits eine Lärmschädenüberwachung, die
sich gleichzeitig auch auf den knallgefährdeten Personenkreis

ausdehnt. Das gefährdete Personal an Bord und das Bodenpersonal auf Fliegerhorsten soll im Abstand von 12 Monaten nachuntersucht werden.

Die möglicherweise vorhandenen Hörschäden werden mit 5 Stufen bezeichnet.

Stufe 1: Hörverluste bis maximal 20 dB in einer, mehreren oder allen Frequenzen;

Stufe 2: Hörverluste bis 20 dB in den Frequenzen 250-3000 Hz, oberhalb 3000 Hz Abfall bis maximal 50 dB bei 6000 Hz und bis 90 dB bei 8000 Hz;

Stufe 3: Hörverluste bis 20 dB in den Frequenzen 250-1500 Hz, oberhalb 1500 Hz Abfall bis maximal 50 dB bei 3000 Hz und bis 90 dB bei 4000 Hz;

Stufe 4: Hörverluste bis 30 dB in den Frequenzen 250-1000 Hz, oberhalb 1000 Hz Abfall bis maximal 60 dB bei 1500 Hz und bis 90 dB bei 2000 Hz;

Stufe 5: Hörverlust stärker als Stufe 4.

Bei Vorliegen von Stufe 1 und 2 finden routinemäßige Wiederholungsuntersuchungen (bei lärmgefährdetem Personal nach 12, sonst nach 18 Monaten) statt.

Bei Stufe 3 und 4 ist eine Überprüfung der persönlichen Gehörschutzmaßnahmen erforderlich; falls keine Verbesserung möglich ist, muß die Ablösung vom lärmgefährdeten Dienst innerhalb von 6 Monaten erfolgen.

Bei Stufe 5 ist sofortige Herausnahme des betreffenden Soldaten aus dem lärmgefährdeten Dienst erforderlich.

G. Krankheitsbild des akustischen Traumas

Clinical Signs of Acoustic Trauma

Summary. Simultaneously with their deafness (or their impression of deafness), victims of acoustic trauma as a rule complain of tinnitus.
Tinnitus remains a salient symptom, because after a while, in most cases, the hearing loss can no longer be perceived (only a high-tone loss remains). Otoscopically pathological conditions in the middle ear generally do not exist, except for the effects of injections through the eardrum.
However, explosions may produce a ruptured eardrum. The pathological processes associated with blast trauma are found mostly in the inner ear.
The anatomical changes in the organ of Corti, especially changes in the hair cells, are discussed in terms of the author's results.
In gunfire-induced hearing losses, measures to increase the blood flow to the inner ear (infusions, stellate blockade) are indicated.
Results using oxygen under pressure are at the moment limited to a few individual cases and so are inconclusive.

Zusammenfassung. Gleichzeitig mit der Vertaubung bzw. dem Vertaubungsgefühl klagt der knalltraumatisch Geschädigte in der Regel über Ohrensausen. Letzteres bleibt führendes Symptom, da die Hörstörung in der Mehrzahl nach einiger Zeit praktisch nicht mehr in Erscheinung tritt (Hochtonsenke). Otoskopisch pathologische Befunde am Mittelohr sind abgesehen von passageren Injektionen am Trommelfell in der Regel nicht vorhanden. Bei Explosionen können dagegen Trommelfellzerreissungen auftreten. Der pathologische Prozeß spielt sich beim Knalltrauma vorwiegend im Innenohr ab. Die anatomischen Veränderungen im Cortischen Organ, in erster Linie Veränderungen an den Haarzellen, werden an Hand der Ergebnisse der Autoren diskutiert. Bei eingetretener Hörstörung durch Knalleinwirkung sind Maßnahmen zur intensiven Durchblutungsförderung des Innenohres angezeigt (Infusionen, Stellatumblockaden). Erfolge durch hyperbare Sauerstofftherapie sind bisher auf Einzelfälle beschränkt und haben noch keine Aussagekraft.

I. Symptomatologie

Als schädigende Faktoren für das Zustandekommen eines akustischen Traumas kommen in Frage:

1. Dauerlärm, z.B. in *Schnellbooten*;

2. Dauerlärm mit Spitzen (Impulslärm), z.B. in Stanzereien, Webereien, *Werften* usw.;

3. Intermittierender Lärm, z.B. bei startenden *Flugzeugen*, insbesondere bei Maschinen mit Strahltriebwerken;

4. Knall und Explosionen, wobei letztere physikalisch gesehen nur eine graduelle Steigerung des Knalles darstellen.

Bei Dauerlärm handelt es sich um Belastung mit Schall, dessen
Pegel fast gleichbleibend ist, Dauerlärm mit Spitzen ist dadurch
gekennzeichnet, daß außer der schädigenden Lärmbelastung gewisse
zusätzliche Geräusche sehr kurzer Dauer (Impulse) auftreten.

Knall wirkt durch den sehr schnellen Anstieg auf einen großen
Schalldruck in einem Frequenzspektrum, das bis ins Ultraschall-
gebiet reicht. Er tritt z.B. an Mündungen von Waffen und bei Explosionen auf.

Bei einer Erprobungsstelle wurden in der Nähe von Geschützen An-
stiegszeiten von 2 µsec gemessen (1 µsec = 10^{-6} sec). Sicherlich
sind die Zeiten noch geringer. Nur der kurzen Einwirkungsdauer
des Gesamtknalles, in der Regel wenige Millisekunden oder Bruch-
teile davon, mit mehr oder länger dauernder Pause bis zum nächsten Knall, ist es zu danken, daß bei wenigen Knallen zunächst
nur geringe oder keine Hörschäden auftreten.

Bei den durch akustische Einwirkungen hervorgerufenen Gesundheits-
schäden muß man unterscheiden zwischen einer Lärmbelästigung und
organisch nachweisbaren Schäden.

Hörschäden, die durch Knall bzw. durch Explosionen oder Detonationen entstehen, sind seit langer Zeit bekannt.

Durch den Knall entstehen wahrscheinlich am Steigbügel nichtli-
neare Verzerrungen. Diese erklären sich durch den erwähnten stei-
len Anstieg auf hohe Schalldruckspitzenwerte, wie sie bei Klängen
bzw. bei üblichen Lärmeinwirkungen nicht vorhanden sind.

Alle Beobachtungen weisen darauf hin, daß die hohe Druckspitze
in erster Linie für die Schädigung des Hörorganes maßgeblich ist.

In diesen Fällen wird von den Patienten meist der Zeitpunkt des
Eintritts der Schwerhörigkeit im zeitlichen Zusammenhang mit dem
akustischen Ereignis angegeben. Der Geschädigte klagt über eine
Vertaubung mit Ohrgeräuschen auf beiden, aber auch auf einem
Ohr.

Bei dem üblichen Knall sind die Ohrgeräusche das führende Symptom, während die Schwerhörigkeit häufig zunächst oder überhaupt
nicht bemerkt wird. Die Ursache liegt darin, daß der charakteristische Befund beim Knalltrauma eine passagere oder auch dauernde Hochtonsenke im Audiogramm darstellt, die im Frequenzgebiet über 2000 Hz liegt (Abb. 8d).

Die für die Sprache wichtigen Frequenzen bis 2000 Hz weisen -
jedenfalls zunächst - meist keine Beeinträchtigung auf.

Im Laufe weiterer akustischer Einwirkungen, denen ja z.B. das
Aufsichtspersonal ausgesetzt ist, kommt es dann zu einer weiteren Verbreiterung der Senke nach dem tieferen und höheren
Frequenzgebiet zu und damit zu einem Bewußtwerden des Hörschadens. Diese audiometrischen Befunde wurden auch von RUEDI
und FURRER erhoben (70a).

Bei Knallereignissen mit hohen Schalldruckanteilen im Hochtongebiet (z.B. beim Gewehr G 3) kann dieser Knall als stechender
Schmerz im Ohr empfunden werden.

Im Selbstversuch trat bei Einwirkung von Tönen aus einem Tongenerator mit einer Frequenz von 2000, 3000 oder 4000 Hz bei
Schallpegeln von 120 dB und einer Zeitdauer von ca. 100-120 msec
ein stechender Schmerz im Ohr, wie bei Parazentese oder Punktion
auf, der am stärksten bei 4000 Hz war, während Töne niederer Frequenzen, gleicher Intensität und Zeitdauer zwar einen unangeneh-
men Druck, aber keinen Schmerz verursachten.

Bei diesen isolierten Hochtonbelastungen trat die Senke (TTS) jeweils 1 Oktave höher audiometrisch in Erscheinung.

VAN DISHOECK (16) fand bei Schädigung des Cortischen Organs durch
intensive reine Töne die Senken in einem umgrenzten Frequenzgebiet mit einem Tiefpunkt der Senke ungefähr 1 Oktave über der
Frequenz des schädigenden Tones.

İI. Befund

Die knalltraumatischen Einwirkungen verursachen in erster Linie
Innenohrstörungen.

Otoskopisch findet sich bei den im Zusammenhang mit den üblichen
Schießübungen aufgetretenen Hörstörungen in der Regel ein unver-
ändertes Trommelfell. In Einzelfällen fanden sich leichte ra-
diäre Injektionen an den Trommelfellrändern und eine Injektion
des Hammergriffes sowie eine leichte Einziehung wie bei einer be-
ginnenden Mittelohrentzündung (53).

Lediglich bei dem explosionsähnlichen Knall der Bazooka (Schalldruck über 180 dB), einer Panzerfaust, die von 1 Mann abgefeuert
wird - jetzt aber nicht mehr Verwendung findet -, konnte ich die
Beobachtung machen, daß es zu einer Perforation des Trommelfel-
les gekommen war.

Bei Explosionen bzw. Detonationen, wie sie im Kriege bei Granat-
einschlägen in unmittelbarer Nähe oder bei Bombendetonationen
auftraten, sind zum Teil erhebliche Trommelfellzerreissungen beobachtet worden. Die gezackten Ränder der Perforationen sowie
lappenförmig nach der Gehörgangsseite geschlagene Trommelfell-
teile sind charakteristisch. Anmerkung: Das Herausschlagen entsteht anscheinend durch die negative Druckwelle bei der Explosion bzw. Detonation.

In einem hohen Prozentsatz schließen sich die Perforationen,
wenn zusätzlich keine Infektion erfolgt. Kommt es im Anschluß
an die Perforation zu einer Ohreiterung oder zu einer Absonderung
aus dem Ohr und bleibt die Perforation bestehen, so läßt sich
häufig der gezackte Rand nicht mehr nachweisen. In diesen Fällen
bietet sich otoskopisch das Bild einer zentralen glatten Per-

foration. Bei der traumatisch entstandenen Trommelfellperfora-
tion durch Explosion oder Detonation spielt die Hörbeeinträchtigung durch die Funktionsminderung des Schalleitungsapparates
meist eine untergeordnete Rolle. Der Kurvenverlauf im Audiogramm zeigt vornehmlich eine Innenohrstörung. Bekanntlich wird
das Innenohr vor starken Schalleinwirkungen durch reflekto-
rische Kontraktion der Mittelohrmuskulatur geschützt. Eine
solche Schutzwirkung ist in erster Linie bei Lärm von relativ
niedriger Frequenz, nicht dagegen bei Frequenzen oberhalb von
2000 Hz zu beobachten. Da der Reflex mit einer Latenzzeit
von 9-60 msec und die maximale Kontraktion nach 100-150 msec
auftritt, ist ein Schutz beim Knalltrauma bzw. Explosionstrauma
nicht vorhanden, denn das Knalltrauma kommt innerhalb von wenigen
μsec oder von Bruchteilen einer msec zur Wirksamkeit.

Im Gegensatz zu den Schäden durch Lärmeinwirkung, bei denen
die Hörstörung praktisch seitengleich ist, sind die knalltraumatisch bedingten Hörschäden häufig unterschiedlich auf beiden
Ohren (Abb. 8d). Sie entsprechen den unterschiedlichen Spitzendrucken, die auf die Ohren einwirken.

Die Symptomatologie des Knalltraumas unterscheidet sich von der
des Explosionstraumas durch den größeren, meist auch doppel-
seitigen Schaden, den das letztere hervorruft.

Eine Gegenüberstellung dieser Situation zeigt Tabelle 4 aus
KUP (43).

Tabelle 4. Angebliche klinische Merkmale von Knall- und Explosionstrauma.
(Aus KUP (43))

Knall	Explosion
Einseitig (FOWLER, SCHNURBUSCH)	Doppelseitig (FOWLER, SCHNURBUSCH)
Perforation sehr selten (RUEDI, MITTERMAIER)	Perforation sehr häufig (SCHNURBUSCH)
C 5-Senke (RUEDI, MITTERMAIER)	Steilabfall in den hohen Frequenzen (RUEDI, MITTERMAIER)
Häufige Rückbildung der Schwerhörigkeit (RUEDI, WAGEMANN)	Stationärer Zustand (MITTERMAIER)

III. Pathologische Anatomie

Durch die inzwischen erfolgten Reihenuntersuchungen an über
10 000 Soldaten im zeitlichen Zusammenhang mit Knalleinwirkungen verschiedenster Art bestehen gute statistisch auswertbare
Unterlagen über die Reaktion des Hörvermögens auf die üblichen

mit dem Wehrdienst zusammenhängenden Knalleinwirkungen. Pathologisch-anatomische Untersuchungen, die verschiedene Reaktionsformen im histologischen Bild zeigen, fanden bisher nur in Einzelfällen und im Tierversuch statt. Die histologischen Bilder von knall- bzw. explosionsgeschädigten Menschen, die im Zusammenhang mit diesen Ereignissen ad exitum gekommen sind, können nur mit Vorbehalt als echte Veränderungen auf Grund des akustischen Traumas angesehen werden, da die Entnahme des histologischen Materials frühestens einige Stunden post mortem erfolgt ist, d.h. zu einem Zeitpunkt, in dem fast regelmäßig schon autolytische Veränderungen des Cortischen Organes vorhanden waren. Es lassen sich daher geringe vitalentstandene Schädigungen kaum von agonalen und postmortalen Veränderungen abgrenzen.

RUEDI berichtet in seiner Monographie über das akustische Trauma über einzelne histologische Befunde bzw. pathologisch-anatomische Untersuchungen von explosionstraumatisierten menschlichen Ohren bei einem jungen Soldaten, der durch ein Handgranatenunglück getötet worden ist. Er beobachtete grob mechanische Veränderungen im Mittelohr- und Innenohrbereich (Blutungen, Frakturen an den Gehörknöchelchen, Zerreißung der Basilarmembran).

Da solche massiven pathologisch-anatomischen Veränderungen bei den üblichen Knalltraumen sicher nicht zu erwarten sind, was man schon aufgrund des regelrechten bzw. gering vom Bereich der Norm abweichenden Trommelfellbefundes sagen kann (56), dürfte man bei diesen Ereignissen mit geringeren Veränderungen in der menschlichen Schnecke rechnen. Man ist daher, was die pathologisch-anatomischen Veränderungen im Zusammenhang mit den üblichen Knallereignissen anlangt, auf die Befunde bei vergleichenden Tieruntersuchungen angewiesen.

Inwieweit diese auf den Menschen zu übertragen sind, ist eine Ermessensfrage. RUEDI (70a) hat zu dieser Frage experimentelle Untersuchungen an Meerschweinchen vorgenommen. Bei dem 1. Versuch wurden 12 Meerschweinchen mit normalem Ohrmuschelreflex freilaufend über 1771 Std (6 Tiere) und 2347 Std (6 Tiere) mit Tongemisch von 1750 bis 10 000 Hz bei einem mittleren Schalldruck von 100 dB beschallt. In der 2. Versuchsanordnung wurden 12 Meerschweinchen mit intaktem Trommelfell und normalem Ohrmuschelreflex in einem fächerförmigen Gitterkäfig gruppenweise dem Knall einer 2 cm Flakkanone in 2 m Mündungsdistanz ausgesetzt. 5 Meerschweinchen wurden einem bzw. zwei Knallen ausgesetzt. Die 2. Gruppe bildeten Meerschweinchen, die vier, acht bzw. zwölf Schüssen ausgesetzt waren. Bei der 1. Gruppe blieb das Trommelfell in allen Fällen intakt, die 2. Gruppe, die der größeren Schußzahl ausgesetzt war, zeigte vereinzelte Rötungen entlang dem Hammergriff und kleinste zentrale Rupturen im vorderen unteren oder hinteren unteren Trommelfellteil. In der 3. Versuchsanordnung wurden 13 Meerschweinchen mit intaktem Trommelfell und normalem Ohrmuschelreflex durch die Explosion von Sprengstoffmengen in bestimmten Entfernungen vom Explosionszentrum traumatisiert.

2 Tiere mit 24 g Pentryl - 1 m Distanz, 3 Tiere - 5 kg Pentryl - 3,5 - 6 m Distanz, 4 Tiere - 46 kg Pentryl - 15-30 m Distanz und 4 Tiere - 100 g Pentryl - 13-20 m Distanz.

Als Ergebnis seiner Untersuchungen macht RUEDI die Feststellung,
daß Lärm und Knall kleinkalibriger Geschütze hinter einem intak-
ten oder unwesentlich traumatisierten Mittelohr völlig identische
histologische Veränderungen des Innenohres zeigen, indem stets
in demselben Bereich der Schnecke und zwar vom Ende der 1. bis
zur Mitte der 2. Windung die äußeren Haarzellen und häufig auch
die zugehörigen Deiterscher Stützzellen ausfallen. Die übrigen
Bestandteile des Cortischen Organes und der anderen Abschnitte
des Innenohres zeigen histologisch keine Abweichungen von der
Norm. Auch die fortgeschritteneren Stadien des Lärm- bzw. Knalltraumas stimmen nach seiner Meinung weitgehend miteinander über-
ein. Dabei verbreitet sich die Degenerationszone im Cortischen
Organ vor allem schneckenaufwärts, während im zentralen Bereich
der 2. Windung die Schädigung zunehmend das ganze Cortische Organ bis zum vollständigen Schwund in Mitleidenschaft zieht.

Die zum betroffenen Abschnitt gehörenden Nervenfasern und Ganglienzellen nehmen in Form einer aufsteigend retrograden Degene-
ration erst von dem Augenblick an der Schädigung teil, in dem
der Verfall der viel resistenteren inneren Haarzellen beginnt.

Nach den Untersuchungen von BECK und MICHLER (2) sowie DRÄTSCH,
KOWEL und DAVIS (zit. bei BECK (1)), die an Meerschweinchen Rein-
tonbeschallungen vornahmen, kann angenommen werden, daß die äußeren Haarzellen gegenüber akustischen Einwirkungen empfindlicher
als die inneren sind. Weiterhin ist es wahrscheinlich, daß nach
Absetzen der schalltraumatischen Noxe sich ein Teil der geschä-
digten Zellen erholt, bei einem anderen aber eine weitere Dege-
neration evtl. bis zum Zelltod eintritt. Es ist ferner anzunehmen, daß die geschädigte Sinneszelle sich über eine längere Zeit
in einer Übergangsphase zwischen Regeneration und Zelltod befindet.

WÜSTENFELD (95) stellte bei seinen Untersuchungen zum Problem
der Schallanalyse im Innenohr an Meerschweinchen, die mit intensiven akustischen Reizen unterschiedlicher Frequenz, Intensität
und Dauer beschallt wurden, fest, daß die Schwellung der Kerne
der äußeren Haarzellen eine charakteristische Reaktion auf intensive Schallreize darstellt, die je nach der Frequenz lokali-
siert auftritt, wobei aber selbst bei Anwendung erheblicher
Schallintensitäten neben geschwollenen Haarzellkernen auch noch
zahlreiche normal große vorhanden waren.

Zur Klärung der Frage, innerhalb welcher Zeitspanne die Schwell-
kerne zur normalen Größe zurückkehren, hat er 2 Wurfgeschwister
35 min lang gleichzeitig einem Reizton von 300 Hz bei 114 dB
Schalldruck ausgesetzt und anschließend das eine Tier sofort,
das zweite erst nach 15 min absoluter Ruhe dekapitiert. Während
beim ersten Tier das gewohnte Ansprechbild zu Tage trat, waren
beim Erholungstier nur mehr wenige Kernschwellungen vorhanden.
Mehrfache Kontrollen führten zu einer Bestätigung dieses Be-
fundes. WÜSTENFELD folgert daher, daß die vergrößerten Zellker-
ne innerhalb von 15 min das Ausgangsvolumen wieder erreicht haben, die Kernschwellung somit einen reversiblen Vorgang darstellt.

Auch an den Ganglienzellen des Ganglion spirale cochleae und
am Nucleus cochlearis des Meerschweinchens konnten WÜSTENFELD,
HALBFAS und GLEISS (95, 96) nach Reintonbeschallung eine Volu-
menzunahme feststellen.

In einem Referat über Funktionsstörungen des Innenohres aus
morphologischer Sicht stellt BECK (1) zu diesem Thema u.a. folgendes fest: Eine einmal zerstörte Sinneszelle ist nicht mehr
zu ersetzen (HOESSLI, 1913; RUBEN, 1969).

Die Form der Zellschädigung ist dabei im Prinzip stets die gleiche. Bei praktisch allen Noxen beginnt die Schädigung der Struktur in der Basalwindung der Cochlea und breitet sich dann bei
stärkerer Intoxikation zur Spitze hin aus. Die Versorgung der
Sinneszellen ist, wie uns KIRIKAE (zit. bei BECK (1)) zeigen
konnte, an der Basalwindung schlechter. Sie sind deswegen möglicherweise vulnerabler. Ein völliger Verlust der äußeren
Haarzellen in einem Frequenzareal führt zu einem Hörverlust
von etwa 50 dB. Fehlt auch ein Teil der inneren Haarzellen,
so liegt der Hörverlust über 50 dB. Dieses gilt für die Frequenz um 4000 Hz. Bei höheren Frequenzen ist der Hörverlust
größer (LURI, 1937; SCHUHKNECHT, 1953; zit. bei BECK (1)).

Ein Verlust aller Haarzellen in einem Abschnitt der Basalwindung führt zur völligen Taubheit für die betroffenen Frequenzen.

Dabei wäre es möglich, daß ein voller Verlust der Haarzellen
in der Spitzenregion allein die akustische Antwort für tiefere
Frequenzen nicht aufhebt. Bei hohen Intensitäten könnte sich
das Erregungsfeld für tiefe Töne auf Rezeptoren ausbreiten, die
in einem beträchtlichen Abstand vom Frequenzareal zur Basalwindung hin gelegen ist. Die Stria vascularis kann durch Noxen be-
einträchtigt werden. Solche Beeinträchtigungen dokumentieren
sich entweder durch einen Schwund von Metaboliten oder durch
Auftreten von strukturellen Veränderungen wie Plasmavakuolen
und Pyknosen. Als Folge solcher Schädigungen ist eine Funktionsminderung denkbar (1). Die Zellen des Ganglionsspirale sind
offensichtlich widerstandsfähiger als die Zellen des Cortischen
Organes gegenüber Noxen. Sie werden aber häufig mitbetroffen.
Mit zunehmendem Alter schwindet die Zahl der Ganglienzellen,
die Hörschwelle kann normal sein, wenn 50% der Ganglienzellen
fehlen.

Beim entrindeten Tier treten, wie AKELAITITE (zit. bei BECK (1))
feststellen konnte, nach akustischer Belastung degenerative Erscheinungen am Innenohr früher und stärker auf. Dieses deutet
auf eine hemmende Wirkung der Hirnrinde bei der Perzeption
akustischer Reize hin.

SPOENDLIN (78, 82) konnte an der Cochlea von 32 Meerschweinchen,
die einem Geräuschpegel (weißes Rauschen) 1 min bis 1 Std lang
von 100-138 dB ausgesetzt waren und unmittelbar oder in einem
gewissen Zeitabstand danach getötet wurden, mit Hilfe des
Preyerschen Ohrmuschelreflexes folgendes bei licht- oder elek-
tronenmikroskopischen Untersuchungen feststellen:

Kurze Geräuschbelastungen mit 130 dB verursachen eine TTS von
mehreren Stunden mit kompletter funktioneller Wiederherstellung
ohne nennenswerte morphologische Veränderungen.

Er sieht darin eine Bestätigung früherer erhobener Befunde sowie der von BECK, daß bei dieser Belastung, wenn überhaupt, nur
Veränderungen in den äußeren Haarzellen, die offenbar rückläufig
sind, und Schwellungen der Dendriten der inneren Haarzellen vorhanden sind.

Bei Erhöhung der Intensität von 130 auf 136 dB sind Strukturver-
änderungen sichtbar, die einem permanenten Hörverlust (PTS) entsprechen.

Das anliegende Diagramm (Abb. 53) zeigt die Relation zwischen
struktureller Veränderung und Hörverlust. Das Diagramm zeigt
deutlich, daß vor allem die Intensität von entscheidender Bedeutung ist.

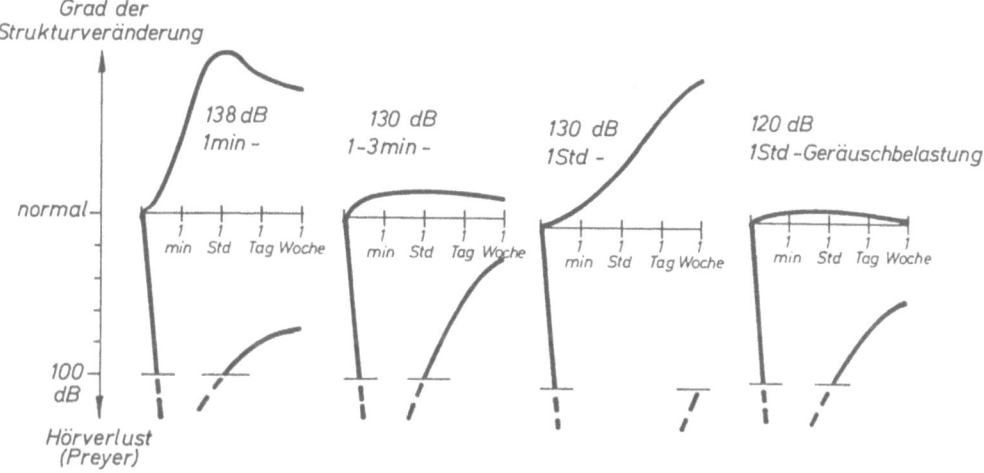

Abb. 53. Beziehung zwischen Strukturveränderung und Hörverlust. Diagramm
zur Veranschaulichung von Struktur- und Funktionsveränderungen nach verschiedenen Lärmeinwirkungen (Nach SPOENDLIN (78))

SPOENDLIN vermutet, daß die Veränderungen nach kurzen Einwirkungen hoher Intensität einen mechanischen Effekt hervorrufen.

Neuere, von WARD (92) und HAMERNIK (29a) durchgeführte Tierversuche an Chinchillas - im anderen Zusammenhang zitiert - zeigen,
daß schon bei der TTS Haarzellenverluste auftreten und bei knallähnlichen Impulsen sogar neben Zerstörung der inneren und äußeren Haarzellen mechanische Defekte in Form von Rissen im Cortischen Organ auftreten. Zwei mir kürzlich liebenswürdigerweise
von HAMERNIK übersandte Abbildungen von Schnitten des Corti Organs von Meerschweinchen lassen nach Knallbelastung (Abb. 54a)
neben Haarzellenverlust auch Brüche bzw. Abknickung von Stützzellen erkennen. Als Vergleich ein analoger Schnitt eines unbelasteten Corti Organs mit normaler Struktur (Abb. 54b).

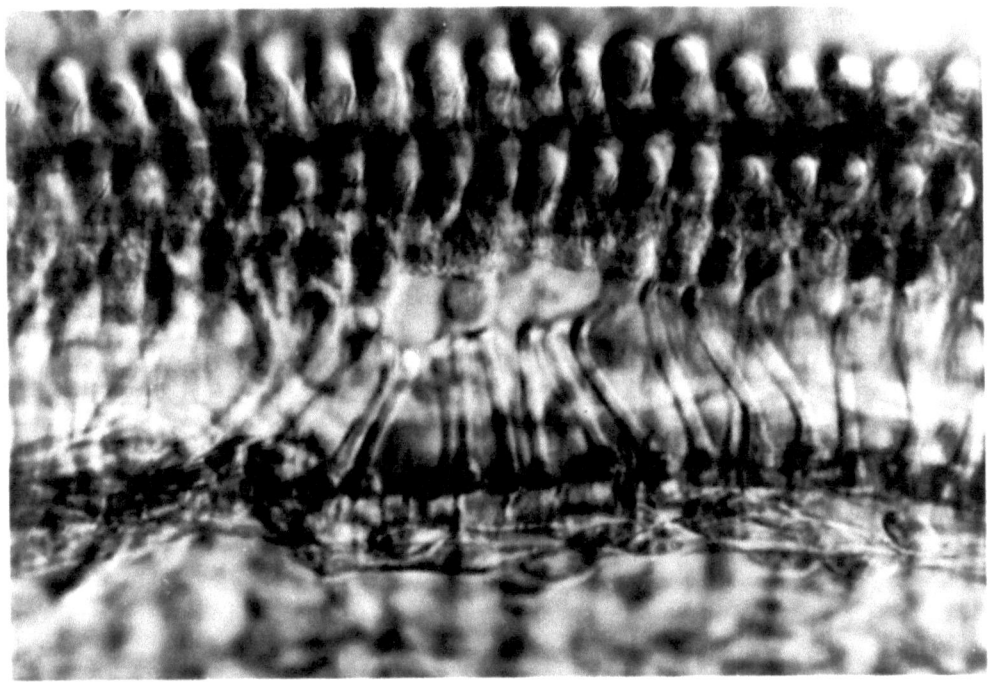

Abb. 54a. Schnitt durch das Corti-Organ eines Meerschweinchens (400-fache Vergrößerung) Defekt von Haarzellen und Abknickung von Stützzellen nach "Knallvergleichbarer" Impulsbelastung 161 dB Spitzendruck, 1 msec Dauer, 1 x pro Minute, 50 x insgesamt

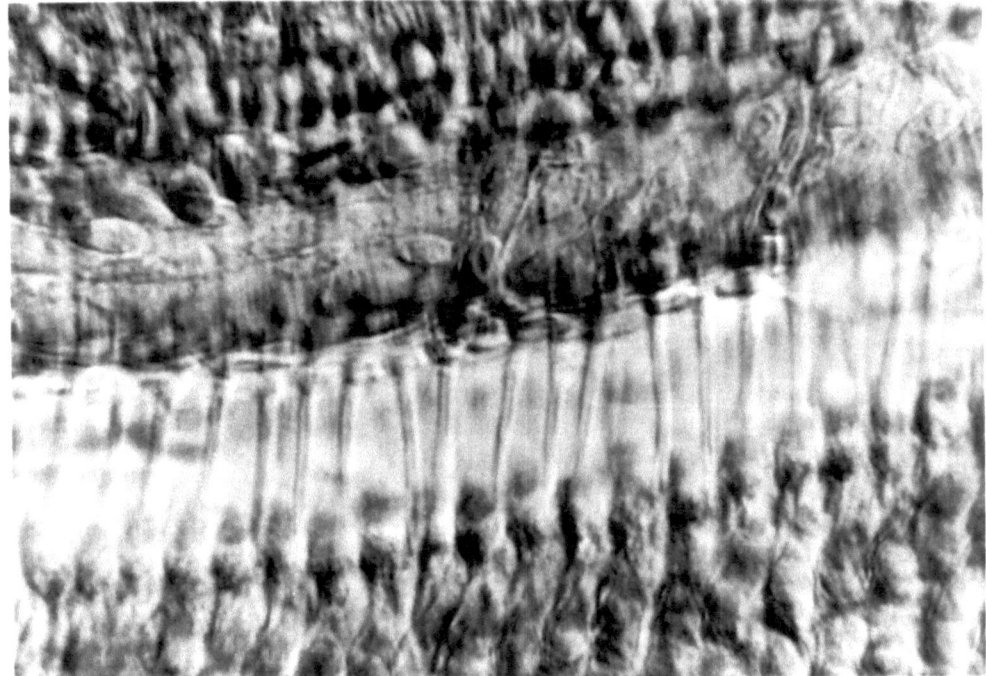

Abb. 54b. Schnitt durch das Corti-Organ eines unbelasteten Meerschweinchens mit normaler Struktur

Wenn man die Ergebnisse der tierexperimentellen Untersuchungen
mit den Ergebnissen der reihenaudiometrischen Untersuchungen
an vielen tausend Soldaten vergleicht, so ist die Annahme berechtigt, daß

1. bei Knalleinwirkungen, die zu Schäden führen, mechanische
   Insulte im Bereich des Cortischen Organs im Vordergrund
   stehen, während bei Lärmeinwirkungen in erster Linie biochemische Veränderungen zu erwarten sind,

2. bei dem Personenkreis, der eine Rückwanderungszeit von über
   24 Std benötigt, bzw. eine entsprechende TTS nach dem Schießen aufweist, Veränderungen bei einem Teil, vorwiegend der
   äußeren Haarzellen vorhanden sind, die sich in einer Übergangsphase zwischen Regeneration und Zelltod befinden.

Bei Vorliegen einer PTS muß mit Verlust eines Teiles der äußeren und inneren Haarzellen gerechnet werden.

Das histologische Bild der Schnecke bei lärmgeschädigten Tieren unterscheidet sich wesentlich von dem der knallähnlich
traumatisierten. Im ersteren Falle stehen Zellveränderungen
an den Haarzellen im Vordergrund, während beim Knall - offenbar von der Höhe des Spitzendruckes abhängig - grob mechanische
Zerstörungen beobachtet werden.

IV. Therapie

Zur Vermeidung eines Knall- und Explosionsschadens steht die
Prophylaxe an erster Stelle. Diese besteht

1. in einer Dämpfung der Schallquelle,

2. in der Benutzung von Hörschutzgeräten und

3. in einer Ausschaltung des schallüberempfindlichen Personenkreises.

Die Frage, ob durch Vitamineinnahmen eine Prophylaxe erzielt
wird, ist noch ungeklärt. (RUEDI (70a) empfiehlt dem Personenkreis, der laufend akustischen Traumen ausgesetzt ist, regelmäßig Vitamin A-Präparate zu verabreichen. DIERHOFF (14) konnte
bei Lärmarbeitern, die regelmäßig derartige Präparate einnahmen und solchen, die keine Vitamine einnahmen, keine signifikanten Unterschiede in der Hörbeeinträchtigung feststellen.)
Die Frage, ob eine solche Therapie eine wirksame Prophylaxe
bietet, bedarf noch der Untersuchung an einem großen Personenkreis.

Zu 1.: Die Dämpfung wird von der Lösung des Problems abhängen,
       ob es gelingt, durch Schallabsorber die Lärm- und Knall-
       einwirkung zu reduzieren, ohne die Leistungsfähigkeit
       der Maschinen bzw. des Geschützes zu beeinträchtigen.
       Diese Möglichkeiten sind begrenzt. Einzelheiten sind
       im Kapitel F behandelt.

Zu 2.: Das Prinzip der Hörschutzgeräte besteht darin, die Knalleinwirkung möglichst zu verringern und dabei die Sprach-
verständlichkeit möglichst zu erhalten (Einzelheiten s.
Kapitel "Hörschutzgeräte").

Zu 3.: Die Ausschaltung des schallüberempfindlichen Personenkreises läßt sich durch gute Zusammenarbeit zwischen
Truppe und Truppenarzt erreichen. Wie bereits erwähnt,
sind lästige Ohrgeräusche bei diesen Soldaten ein sig-
nifikantes Symptom für eine Schallschädigung. Diese Soldaten sollten audiometrisch untersucht werden und - zumindest bis zum Abklingen der Ohrgeräusche - von weiteren
Schießübungen befreit werden.

Ist durch die Schießübung eine langdauernde TTS eingetreten, ist
die Teilnahme an weiteren Schießübungen zunächst nicht angezeigt.
Hat sich die TTS innerhalb von 4-6 Wochen zurückgebildet, ist erneute Teilnahme unter Benutzung eines Hörschutzgerätes zu ver-
antworten, wenn nach der Übung eine audiometrische Untersuchung
stattfindet. Zeigt diese keine Veränderung im Vergleich mit dem
Audiogramm vor dem Schießen, so kann einer weiteren Teilnahme
zugestimmt werden.

Sollte es sich bei dem schallüberempfindlichen Personenkreis
um Längerdienende handeln, so ist es zweckmäßig, diese Soldaten nicht zur Aufsicht beim Schießen einzuteilen, da eine solche
mit vielen Knallereignissen verbundene Tätigkeit fast mit Sicherheit zu einem definitiven Hörschaden führen würde.

Ist ein Hörschaden durch Knall eingetreten, so kommen als Therapie neben Vitamin B und A durchblutungsfördernde Maßnahmen in
Frage: z.B. β-Pyridylcarbinol (Ronicol retard (4 x tägl. 1 Tabl.)),
bei Nichtverträglichkeit ist es empfehlenswert, das einfache
Ronicol in höherer Dosierung (6 x 2 tägl.) anzuwenden. Tritt
dadurch keine Besserung ein, kommt stationäre Behandlung mit
hochdosierten Ronicol-Infusionen im Wechsel mit Tabletten-Medi-
kation nach folgendem Schema in Frage:
Intravenöse Tropfinfusionen täglich oder jeden zweiten Tag. Als
Anfangsdosis wird im allgemeinen eine Ampulle (10 ml) zu 500 mg
(β-Pyridylcarbinol) Ronicol mit 200-500 ml oder mehr physiolo-
gischer Kochsalzlösung innerhalb von 1-3 oder mehr Std als i.v.
oder i.a. Tropfinfusion gegeben. Bei den nachfolgenden Infusionen sind die Gaben von Ronicol entsprechend den Gegebenheiten
allmählich zu steigern. Im allgemeinen genügen Dosen von 3000
bis 5000 mg Ronicol pro Infusion. Insgesamt haben sich 20-25
derartige Behandlungen bewährt. Gleichzeitig oder an den infu-
sionsfreien Tagen empfiehlt sich die zusätzliche orale Behandlung
mit Ronicol retard.

Ronicol wird sehr gut vertragen; bei starkem Überhitzungsgefühl
des Gesichtes kann die Dosis reduziert werden.

Als weitere Maßnahmen kommen bei Nicht-Ansprechen in Frage:

1. Stellatum-Blockaden,

2. Xanthinol-nicotinat-(Complamin-) Injektionen oder in Form
von Infusionen, täglich über 2-4 Wochen 500 ml Dextranlösung
10% + 4,5 - 6 g Xanthinol-nicotinat-(Complamin). Infusions-
dauer: 3-4 Std.

Bei der Anwendung kolloidosmotisch wirksamen Volumenersatzmittels,
die bisher als harmlos betrachtet wurde, sind allerdings auf
Grund in letzter Zeit aufgetretener Zwischenfälle Vorsichtsmaß-
nahmen notwendig.

Die Arzneimittelkommission der Deutschen Ärzteschaft gibt im
Deutschen Ärzteblatt (Heft 10 v. 6.3.75, S. 367) bekannt, daß
in der Literatur teilweise dramatische Unverträglichkeitsreaktionen nach Anwendung von Volumenersatzmitteln beschrieben sind.
Sie werden als schwerste Überempfindlichkeitsreaktionen gedeu-
tet und hatten in Einzelfällen tödlichen Ausgang. Bei dem derzeitigen Stand kann ein Vergleich von Zwischenfällen nach Gabe
von Dextranen und kolloidalen Lösungen auf Gelatinebasis mit
denen nach Gabe der Mitte vergangenen Jahres eingeführten Hydro-
xyäthylstärke noch nicht angestellt werden.

Die lebensbedrohlichen Zwischenfälle werden einheitlich geschildert. Sie treten im zeitlichen Zusammenhang mit dem Beginn der
Infusion des Volumenersatzmittels auf. Meist ist das Bild des
Zwischenfalls schon kurze Zeit (1-2-3 min) nach der Infusion
einer geringen Menge (10-30-60 ml) des Volumenersatzmittels
voll ausgeprägt. Das klinische Bild kann mit leichten Nebenwir-
kungen wie Rückenschmerzen, generalisierter Hautrötung und
heißem Gefühl im ganzen Körper beginnen. Die schweren Kompli-
kationen in Form von Blutdruckabfall, Tachycardie, Bronchospas-
mus, Herz- und Atemstillstand können jedoch auch sofort auftreten.

Bei dem in meiner Abteilung beobachteten Zwischenfall trat die Komplikation nach Dextran-Infusion in Form eines Herz- und Atem-
stillstandes erst ein, nachdem die Infusion bereits 3 Std. ge-
laufen war. Der Patient - ein Kollege - hatte sich selbst den
Ablauf des Infusionsmittels schneller gestellt, da er Besuch er-
wartete, worauf es zu der bedrohlichen Komplikation kam, die
allerdings spontan nach 2 min wieder rückläufig war.

Die Arzneimittelkommission empfiehlt, wegen der möglichen schweren Überempfindlichkeitsreaktionen müsse bei der Anwendung von
kolloidalen Volumenersatzmitteln eine strenge Indikationsstellung
erfolgen.

Darstellung von Sofortmaßnahmen bei Unverträglichkeitsreaktionen
nach Infusion kolloidaler Volumenersatzmittel von FREY, FISCHER
und HUTSCHENREUTER:

Klinische Symptomatik	Therapie
Subjektive Beschwerden (Rückenschmerzen, Nausea usw.)	Infusionsstop
Hauterscheinungen (Flush, Urtikaria usw.)	Antihistaminika
Tachycardie RR-Abfall (90 syst.)	Kortikosteroide i.v. (z.B. 100 mg Prednisolon)
Dyspnoe	Hochdosiert Kortikosteroide i.v.

Klinische Symptomatik	Therapie
Schock	(z.B. 1 g Prednisolon) Sauerstoff, Adrenalin-Tropf, Volumenauffüllung unter Wechsel des Volumenersatzmittels
Herz- und Atemstillstand	Reanimation

Neuerdings berichten LAMM und KIMPEL (44) über eine hyperbare
Sauerstofftherapie bei Innenohr- und Vestibularisstörungen.
In der Arbeit wird über 17 Patienten, die vorwiegend einen sog.
akuten Hörsturz bzw. eine plötzlich auftretende Vestibularis-
störung erlitten hatten, und 2 mit Virusinfektionen, die zu
Hör- bzw. Vestibularisstörungen geführt hatten, berichtet, bei
denen bei hyperbarer Sauerstofftherapie unter der Vorstellung
einer Hypoxämie des Labyrinthes eine Besserung beobachtet wurde.

Auf Grund dieser Arbeit ist von einer Universitäts-Ohrenklinik
bei einem Leutnant der Bundeswehr nach einem Knalltrauma mit er-
heblichem Hörverlust nach Durchführung der üblichen Therapie,
bei der es nach 3 Tagen bereits zu einer deutlichen Erholung
des Hörvermögens gekommen war, eine hyperbare Sauerstofftherapie durchgeführt worden, in deren Verlauf eine weitere Besserung
praktisch bis zur Normalisierung des Hörvermögens eingetreten
ist. Da die Erholungstendenz nach Knalltrauma im allgemeinen
auch ohne Therapie fortschreitend ist, sollte die Therapie beim
akuten Knalltrauma in Form der hyperbaren Sauerstoffbehandlung
erst durchgeführt werden, wenn die übliche Therapie versagt hat
und es sich darüber hinaus um einen erheblichen Hörschaden durch
das Knalltrauma handelt. Da es sich beim Knalltrauma meist um
eine sog. Hochtonsenke ohne nennenswerte Beeinträchtigung des
Hörvermögens für Umgangssprache handelt, sollte ernsthaft über-
legt werden, ob der Einsatz einer mit Gefahren verbundenen hyperbaren Sauerstofftherapie mit dem Ziel, einen Rückgang einer Hochtonsenke möglicherweise zu erreichen, gerechtfertigt ist.

H. Zur Frage der Progredienz akustischer Traumen

Discussion of the Progressive Nature of Acoustic Trauma

Summary. By and large, the generalization is still valid that hearing losses caused by acoustic trauma will later improve or at least not deteriorate. However, it is shown that in individual cases, both acute and long-term progression of hearing loss may occur, even in the absence of new acoustic hazards.

Zusammenfassung. Wenn auch die allgemeine Betrachtungsweise, daß Hörstörungen, die durch akustische Traumen entstanden sind, sich in der Folgezeit zu bessern pflegen oder zumindest gleich bleiben, noch ihre Gültigkeit hat, ist es doch als erwiesen anzusehen, daß es in Einzelfällen sowohl eine akute wie auch langzeitige Progredienz knalltraumatischer Hörstörungen gibt, ohne daß erneute akustische Einflüsse wirksam geworden sind.

Die Frage, mit der der Gutachter immer wieder konfrontiert wird, ist die der Progredienz einer Hörstörung, die durch akustische Traumen entstanden ist, nach Sistieren weiterer akustischen Einwirkungen.

Bei Begutachtungen zu dieser Frage ist die Beantwortung üblich: "Hörstörungen, die durch akustische Traumen entstanden sind, pflegen sich in der Folgezeit zu bessern oder zumindest gleich zu bleiben". Wenn dieser Satz auch der Wahrscheinlichkeit entspricht, so liegt doch eine Reihe von Beobachtungen vor, die eine spätere Verschlechterung des Hörvermögens - unter Ausschluß einer etwaigen Altersschwerhörigkeit - allerdings in Ausnahmefällen wahrscheinlich machen. Die von VOGEL (84), SCHNURBUSCH (73) und KUP (43) mitgeteilten Fälle über progrediente Verschlechterungen nach akustischen Traumen zeigen, daß die Progredienz im Laufe von Monaten auftritt (s. Abb. 55). Eine gleichartige

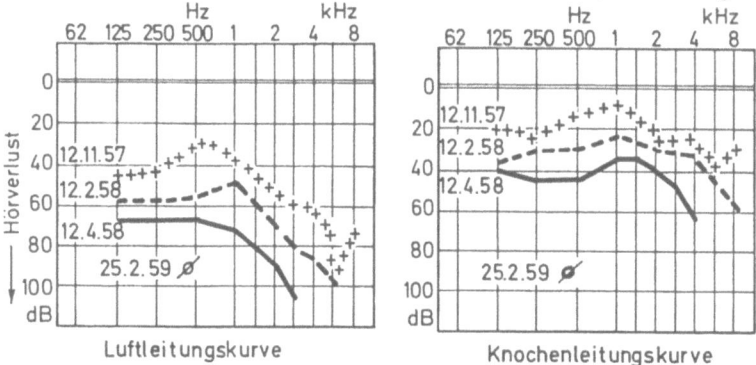

Abb. 55. Posttraumatische Entwicklung. (Nach KUP (43))

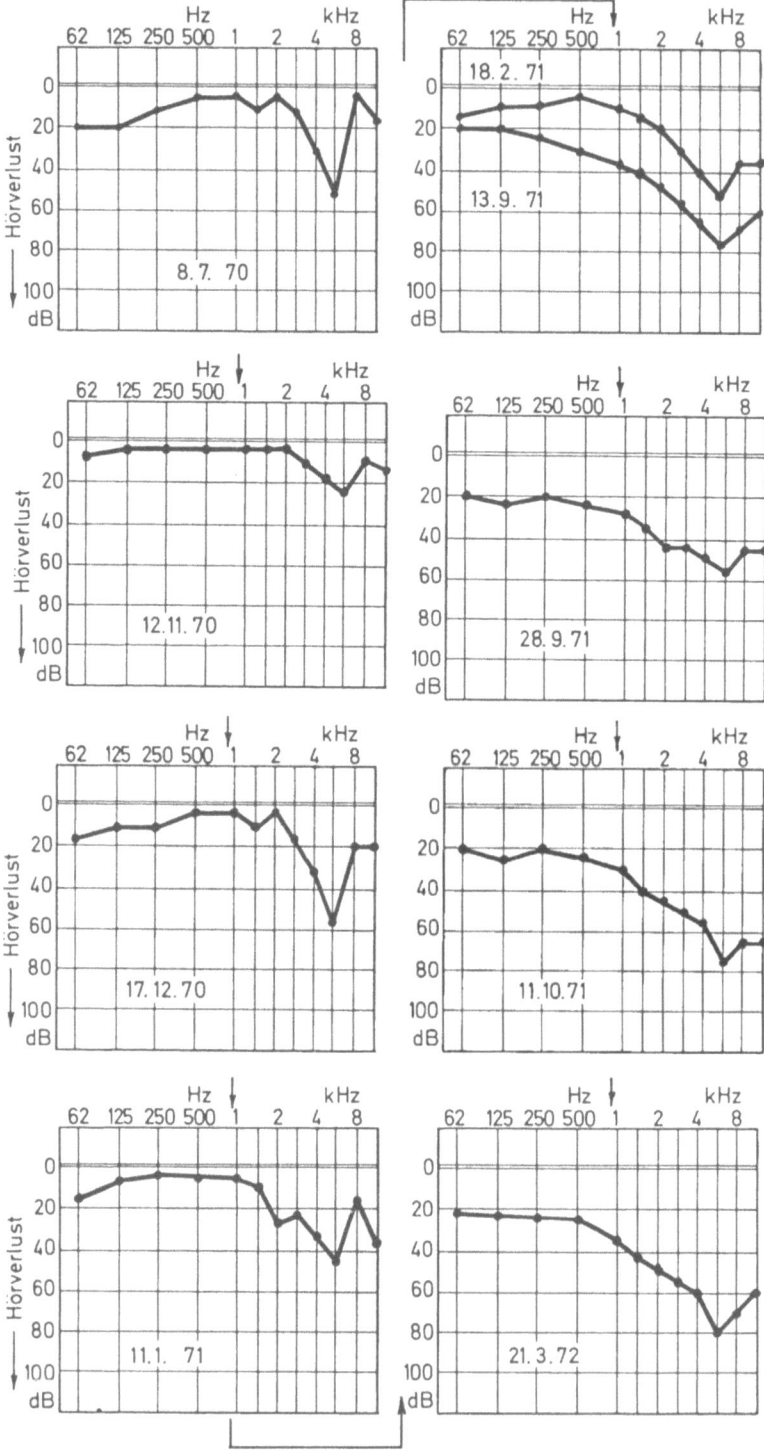

Abb. 56. Progredienz eines Hörschadens eines Soldaten nach einer Reihe von Knalltraumen ohne weitere akustische Belastung nach dem 8.7.70

Beobachtung konnte ich bei einem Soldaten nach einer Reihe von
Knalltraumen (10 Schuß mit Gewehr G 3, weitere 40 Schüsse in unmittelbarer Nähe, und 20-30mal Panzerschußbelastung in 30 m Entfernung) machen, bei dem es im Laufe von Monaten trotz stationä-
rer Behandlung mit Ronicolinfusionen zu einer Progredienz des
Hörschadens kam, wie folgende Audiogramme demonstrieren (Abb. 56).
Inzwischen liegt eine weitere ähnliche Beobachtung vor.

Anscheinend gibt es, aber auch eine akute Progredienz, die im Rahmen unserer Reihenuntersuchungen im zeitlichen Zusammenhang mit
den im Dienst üblichen knalltraumatischen- und Lärmbelastungen
beobachtet werden konnte.

Die 1. Beobachtung konnte bei einem Soldaten nach Abgabe von 15
Panzermörserschüssen (Abb. 57), und die zweite bei einem weiteren
nach 5 Panzerschüssen gemacht werden (Abb. 58). Der dritte ein-

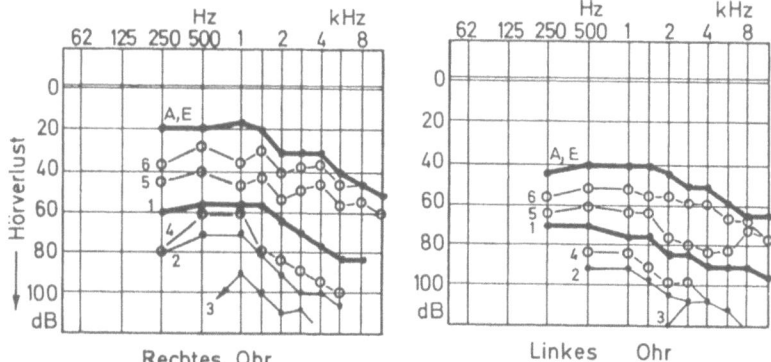

Abb. 57. Akute Progredienz nach 15 Mörserschüssen. Schießzeit: 9^{33}. 1 •-•-•
9^{36}; 2 •-•-• 9^{40}; 3 •-•-• 9^{51}; 4 o-o-o 10^{08}; 5 o-o-o 11^{36}; 6 o-o-o 13^{53}; 14^{53}
erholt (A = E). Schalldruck: 179,7 dB (Durchschnittswert); Wirkzeit: 7 msec
pro Schuß; Pausendauer: 5-8 sec; Zeitdauer der Schüsse insgesamt: 1,5 - 2 min;
Hörschutz: "Com-Fit"

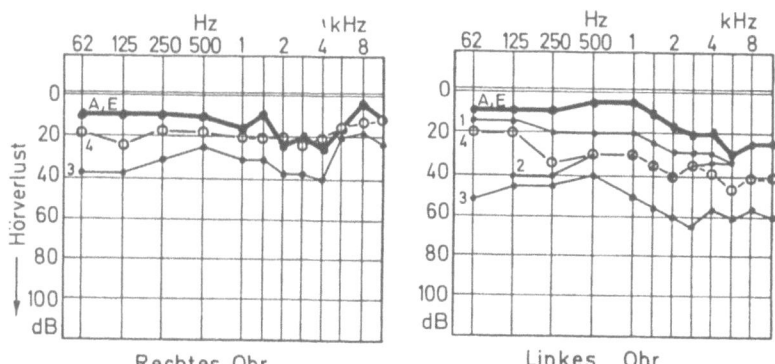

Abb. 58. Akute Progredienz nach 5 Panzerschüssen. Schießzeit: 9.12.70 12^{12}.
1 •-•-• 12^{15}; 2 •-•-• 13^{30}; 3 •-•-• 15^{00}; 4 o-o-o 10.12.70; erholt 22.12.70
(A = E). Schalldruck: ca. 150 dB; Hörschutz: Kopfhörer, 5 dB Dämpfung bei
1 kHz, 30 dB bei 4 kHz

schlägige Befund wurde nach einer Lärmeinwirkung bei einer zweistündigen Panzerfahrt erhoben (Abb. 59). Bei der ersten Beobachtung liegt der Verdacht nahe, daß eine psychogene Komponente mit im Spiele war, da der Schwellenwert vor den akustischen Einwirkungen bereits abnorm tief lag.

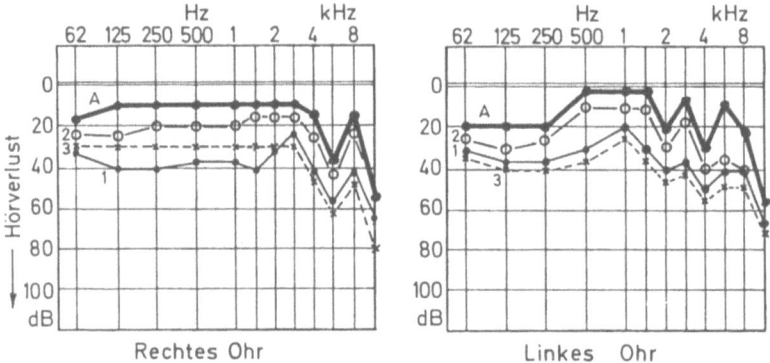

Abb. 59. Akute Progredienz nach einer zweistündigen Panzerfahrt. Ende der Fahrzeit: 13.12.70 11^{12} h. A ●-●-●-● Vor der Fahrt; 1 ●-●-●-● 11^{23}; 2 o-o-o-o 14.12.70; 3 x---x---x 21.12.70. Schalldruck: 117 dB (linear); Hörschutz: Kopfhörer, 5 dB Dämpfung bei 1 kHz, 30 dB bei 4 kHz

Die bereits zitierten Beobachtungen von HAMERNIK (29a) an Chinchillas zeigten nach Einwirkung von Lärm (95 dB) mit eingestreuten Impulsen von 158 dB bei allen Tieren eine akute Progredienz, deren Maximum zwischen 2 und 12 Std nach Sistieren der akustischen Einwirkung lag.

Die Frage, ob der altersmäßige Abfall des Hörvermögens bei akustisch Vorgeschädigten stärker ist, ist bisher statistisch nicht gesichert. Es ist aber naheliegend, daß außer der Addition - Schwerhörigkeit durch akustische Einflüsse und Altersschwerhörigkeit - der Alterungsprozeß beim akustisch vorgeschädigten Ohr frühzeitiger eintritt. Bei der Begutachtung der Progredienz

Tabelle 5. Abfall der Hörfähigkeit durch das Alter. (Aus Arbeitsschutz Nr. 12/1970)

Alter	Männer					Frauen				
	Testfrequenz					Testfrequenz				
	1	2	3	4	6 kHz	1	2	3	4	6 kHz
bis 25	0	0	0	0	0 dB	0	0	0	0	0 dB
25 bis 30	0	0	1	1	2 dB	0	0	1	1	1 dB
30 bis 35	0	1	3	4	5 dB	0	1	2	2	3 dB
35 bis 40	1	3	5	7	9 dB	1	2	3	4	6 dB
40 bis 45	2	5	8	11	14 dB	3	4	5	7	9 dB
45 bis 50	4	7	12	16	18 dB	4	6	8	10	13 dB
50 bis 55	5	9	17	20	24 dB	6	8	11	13	18 dB
55 bis 60	7	12	21	26	30 dB	7	11	14	17	22 dB
60 bis 65	9	16	26	31	37 dB	10	14	18	22	28 dB

einer akustisch bedingten Schwerhörigkeit durch den zusätzlichen
altersmäßigen Abfall (Tabelle 5) muß man davon ausgehen, daß der
alleinige altersmäßige Abfall ohne akustisches Trauma zwar zu
einer Verminderung des Hörvermögens geführt hätte, der sich aber
nicht so auswirkt, als wenn er zusätzlich zu der bereits vorher
akustisch bedingten Schwerhörigkeit auftritt. Es ist daher aus
ärztlicher Sicht angemessen, den gesamten Hörschaden im Falle
einer anerkannten WDB für den knalltraumatisch bedingten Hörschaden oder eines Lärmleidens einschließlich einer etwaigen
Verschlimmerung durch altersmäßige Einflüsse voll anzuerkennen.
Hierzu fehlen bisher die juristischen Grundlagen. In der juristischen Betrachtungsweise ohrenärztlicher Gutachten seitens
der Berufsgenossenschaften und Sozialgerichte wird die Höhe der
Erwerbsminderung bisher nur nach der Höhe des durch die akustische Einwirkung entstehenden Schadens bewertet.

I. Begutachtung

Expert Opinions

Summary. The necessary conditions for accepting a diagnosis of impulse-noise-induced hearing loss are presented. Also discussed is the question of the reduction in earning capacity caused by such hearing loss, including the interrelation with losses that already existed before the acoustic trauma concerned.

Zusammenfassung. Es werden die Voraussetzungen aufgezeigt, unter denen eine knalltraumatisch bedingte Hörstörung anzunehmen ist. Die Frage der durch die Schwerhörigkeit bedingten Erwerbsminderung wird u.a. auch im Zusammenhang mit einem schon vor dem akustischen Trauma vorhandenen Hörschaden diskutiert.

Eine Hörschädigung durch ein akustisches Trauma, insbesondere durch ein Knall- oder Explosionstrauma, ist anzunehmen, wenn

1. die Vorgeschichte eindeutige stattgehabte besondere akustische Ereignisse (Schießübungen, Sprengungen, Explosionen, z.B. von Handgranaten in unmittelbarer Nähe, besondere Lärmeinwirkungen, z.B. bei Maschinenpersonal von Schnellbooten und auf Prüfständen) ergibt;

2. ein zeitlicher Zusammenhang zwischen der akustischen Einwirkung und der Hörstörung besteht bzw. Symptome wie Ohrgeräusche, Druckgefühl oder Vertaubungsgefühl in einem oder beiden Ohren nach den Schießübungen vorhanden sind;

3. wenn nicht im Wehrdienst begründete Ursachen, z.B. in erster Linie ein akuter Hörsturz, weiterhin eine echte Menièresche Erkrankung, Otosklerose, progressive Innenohrschwerhörigkeit sowie Altersschwerhörigkeit ausgeschlossen werden können;

4. der Kurvenverlauf im Audiogramm und überschwellige Messungen für ein akustisches Trauma charakteristisch sind (Abb. 8d);

5. die angeschuldigten Schalleinwirkungen das berichtigte Grenzpegeldiagramm überschritten haben (Abb. 43).

Sind alle obengenannten Voraussetzungen erfüllt, so ist die Annahme des Zusammenhanges zwischen Hörschaden und akustischer Noxe eindeutig. Schwierig ist die Entscheidung, wenn sich z.B. die Schießübung im Rahmen der zulässigen Grenzwerte abgespielt hat. Hier ist zu überprüfen, ob sich vielleicht der Hörschutz gelockert hat oder überhaupt kein Hörschutz getragen wurde.

Ferner spielt das Ausmaß des Hörschadens für die Beurteilung des Zusammenhanges eine Rolle. Da sich Hörschäden durch Schießübungen fast ausnahmslos im Hochtonbereich abspielen, pflegt das Hören für Umgangssprache - insbesondere in der soldatischen Gemeinschaft mit Sprachlauten im niederen Frequenzbereich - in der Regel wenig gestört zu sein. Explosionen können dagegen zu einer beiderseitigen Vertaubung führen, die sich in der Regel aber laufend zurückbildet.

Über ein Vertaubungsgefühl wird von einzelnen Soldaten z.B. nach Panzerschießen geklagt. Diesem liegt aber meist keine nennenswerte Störung im Bereich des Hörvermögens für Umgangssprache zu Grunde.

Tabelle 6

Linkes Ohr — MdE i. %

Grad der Schwerhörigkeit (Rechtes Ohr)	Hörverlust in %	Normalhörigkeit	Geringgradige Schwerhörigkeit	Mittelgradige Schwerhörigkeit	Hochgradige Schwerhörigkeit	An Taubheit grenzende Schwerhörigkeit	Taubheit
(Hörverlust in % linkes Ohr)		0-25	15-45	32-65	55-85	75-95	100
Normalhörigkeit	0-25	0	0	10	10	20	20
Geringgradige Schwerhörigkeit	15-45	0	10	20	20	30	30
Mittelgradige Schwerhörigkeit	35-65	10	20	20-30	30	40	40
Hochgradige Schwerhörigkeit	55-85	10	20	30	40-50	50	50
An Taubheit grenzende Schwerhörigkeit	75-95	20	30	40	50	60	60
Taubheit	100	20	30	40	50	60	70

Hörweite für Umgangssprache in Metern (Linkes Ohr): ← 4 → ← 1 → ← 0,25 → ← a.c. → ← ∅

Hörweite für Umgangssprache in Met. (Rechtes Ohr): ← 4 → ← 1 → ← 0,25 → ← a.c. → ← ∅

In der Regel werden daher knalltraumatische Hörstörungen keinen meßbaren Grad von Erwerbsminderung verursachen. Anders liegen die Verhältnisse bei Hörschäden durch Explosionstraumen.

Nach den 1963 im Auftrage des Vorstandes der Deutschen Gesellschaft der Hals-Nasen-Ohrenärzte herausgegebenen Richtlinien für die ohrenärztliche Begutachtung werden für die Erwerbsminderung auf dem allgemeinen Arbeitsmarkt Prozentsätze nach Tabelle 6 angenommen.

BOENNINGHAUS und RÖSER haben für die Begutachtung inzwischen (März 1973) neue Tabellen zur Bestimmung des prozentualen Hörverlustes für das Sprachgehör vorgelegt (7), die die von den gleichen Autoren publizierten Tabellen ablösen sollen. Da sich im Laufe der letzten Jahre bei Verwendung der bisherigen Tabelle herausgestellt hat, daß die geringgradige Schwerhörigkeit bei der Begutachtung - vor allem von Lärmschwerhörigen und Knallgeschädigten - zu gering bewertet wurde, ist ein neues Auswertungsverfahren entwickelt worden. Dabei wird das Gesamtwortverstehen aus der Wortverständniskurve errechnet. Es entsteht durch Addition der Verständlichkeitswerte bei 60, 80 und 100 dB (Abb. 60). Mit Hilfe des Hörverlustes für Zahlen (a_1) und dieses neuen Bewertungsfaktors (W_S) läßt sich aus Tabelle 7 der prozentuale Gesamthörverlust des Sprachgehörs

Tabelle 7. Prozentualer Hörverlust aus dem Sprachaudiogramm

W_S = Gesamtwortverstehen[a]	a_1 = Hörverlust für Zahlen in dB											
	< 20	ab 20	ab 25	ab 30	ab 35	ab 40	ab 45	ab 50	ab 55	ab 60	ab 65	ab 70
< 20	100	100	100	100	100	100	100	100	100	100	100	100
ab 20	95	95	95	95	95	95	95	95	95	95	95	100
ab 35	90	90	90	90	90	90	90	90	90	90	95	100
ab 50	80	80	80	80	80	80	80	80	80	90	95	100
ab 75	70	70	70	70	70	70	70	70	80	90	95	100
ab 100	60	60	60	60	60	60	60	70	80	90	95	
ab 125	50	50	50	50	50	50	60	70	80	90		
ab 150	40	40	40	40	40	50	60	70	80			
ab 175	30	30	30	30	40	50	60	70				
ab 200	20	20	20	30	40	50	60					
ab 225	10	10	20	30	40	50						
ab 250	0	10	20	30	40							

[a] Das Gesamtwortverstehen (w_S) wird aus der Wortverständniskurve errechnet. Es entsteht durch Addition der Verständlichkeitswerte bei 60, 80 und 100 dB Lautstärke. (Gilt für Formulare mit a_1 = 0 bei 15 dB Lautstärke. Liegt a_1 = 0 dB bei geringerer oder größerer Lautstärke, müssen die Bezugslautstärken 60, 80 und 100 dB um den Differenzwert verschoben werden.)

Tabelle 8. MdE-Tabelle (FELDMANN). Die Minderung der Erwerbsfähigkeit (MdE) wird aus dem prozentualen Hörverlust des rechten und linken Ohres bestimmt, wobei in begründeten Fällen Zwischenwerte der MdE angegeben werden können. (In der Tabelle finden sich außerdem die zugehörigen Schwerhörigkeitsgrade und die früher als ausreichend angesehenen und damals bei der Festsetzung der MdE allein verwandten Hörweiten für Umgangssprache.) Zeigt das Sprachaudiogramm noch keinen zu bewertenden Hörverlust, das Tonaudiogramm aber einen stärkeren Verlust im Hochtonbereich, so ist dieser Befund des Tonaudiogramms bei der Festsetzung der MdE mit zu berücksichtigen

MdE i. %

Linkes Ohr

Grad der Schwerhörigkeit (Rechtes Ohr)	Hörverlust in %	Normalhörigkeit	Geringgradige Schwerhörigkeit	Mittelgradige Schwerhörigkeit	Hochgradige Schwerhörigkeit	An Taubheit grenzende Schwerhörigkeit	Taubheit
	(Hörverlust in %)	0-20	20-40	40-60	60-80	80-95	100
Normalhörigkeit	0-20	0	0	10	10	15	15
Geringgradige Schwerhörigkeit	20-40	0	15	20	20	30	30
Mittelgradige Schwerhörigkeit	40-60	10	20	30	30	40	40
Hochgradige Schwerhörigkeit	60-80	10	20	30	45	50	50
An Taubheit grenzende Schwerhörigkeit	80-95	15	30	40	50	60	60
Taubheit	100	15	30	40	50	60	70

Hörweite für Umgangssprache in Metern (Linkes Ohr): ←→ 4 ←→ 1 ←→ 0,25 ←→ a.c.

Hörweite für Umgangssprache in Met. (Rechtes Ohr): ←→ 4 ←→ 1 ←→ 0,25 ←→ a.c.

ermitteln. Die Minderung der Erwerbsfähigkeit (MdE) ergibt sich dann aus der Tabelle 8.

Da im Bereich der Bundeswehr auch Zivilpersonal akustischen Einwirkungen ausgesetzt ist, die zu Hörschäden führen können, ist für die Begutachtung dieses Personenkreises die Berufskrankheitenverordnung gültig.

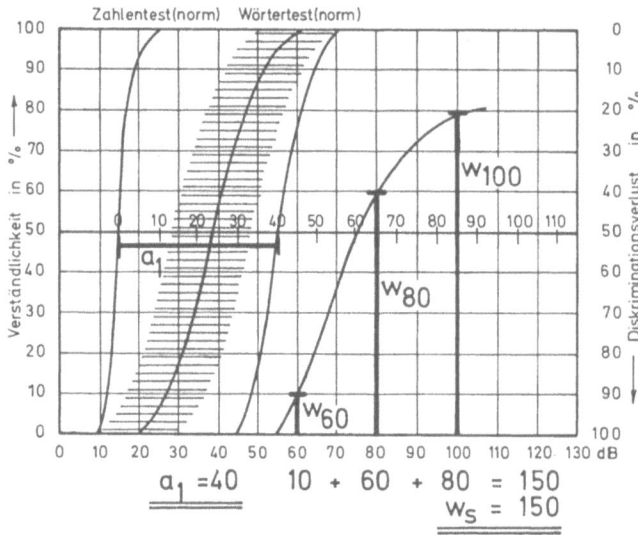

Abb. 60. Feststellung des Gesamtwortverstehens w_S aus der Wörterkurve des Sprachaudiogramms durch Addition des Wortverstehens bei 60, 80 und 100 dB (w_{60} + w_{80} + w_{100} = w_S; im Beispiel: 10 + 60 + 80 = 150; w_S = 150). (Auswertevorschlag von BOENNINGHAUS und ROESER (7))

Nach der 6. Berufskrankheitenverordnung vom 28.4.61 ist nicht nur wie nach der 5. Berufskrankheitenverordnung vom 26.7.52 die durch Lärm verursachte Taubheit oder an Taubheit grenzende Schwerhörigkeit entschädigungspflichtig, sondern jede Form der Schwerhörigkeit, die durch Schallwellen bei der Ausübung der beruflichen Tätigkeit entsteht. Als Berufskrankheit wird eine lärmbedingte Schwerhörigkeit erst dann anerkannt, wenn die MdE mindestens 10% beträgt. Entschädigungspflicht tritt nach den derzeitigen Bestimmungen der Unfallversicherung bei einer MdE von 20% ein.

Die 7. Berufskrankheitenverordnung vom 20.6.68 stellt die Lärmschwerhörigkeit allen anderen Berufskrankheiten gleich, wenn der Versicherungsfall nach dem 31. Dezember 1951 eingetreten ist.

Die Frage der Begutachtung einer etwaigen Progredienz wird im Abschnitt H eingehend erörtert.

J. Hörschutzgeräte

Hearing Protection Equipment

Summary. After an explanation of the purpose of hearing-protection equipment, the different varieties (earplugs, including special cotton wool; muffs; helmets) are demonstrated. This is followed by a list of equipment that has been adopted by the army of the Federal Republic of Germany, one that includes not only figures on their attenuation characteristics but also directions for their use, as well as a critical assessment of the advantages and disadvantages of the various protective devices.

Zusammenfassung. Nach Erklärung des Zweckes der Gehörschützer werden die verschiedenen Formen (Stöpsel einschließlich Spezialwatte, Kapseln, Helme) dargestellt. Es folgt eine Zusammenstellung der in der Bundeswehr eingeführten Geräte, die neben Abbildungen Schalldämmungskurven, eine Gebrauchsanweisung und eine kritische Beurteilung der einzelnen Gehörschützer enthält.

Gehörschützer sind Vorrichtungen, die getragen werden, um Schalleinwirkungen auf das Gehörsystem zu verringern und damit verbundene gesundheitliche Störungen verhüten zu helfen. Man unterscheidet Gehörschutzstöpsel, Gehörschutzkapseln und Lärmschutzhelme.

Gehörschutzstöpsel sind Gehörschützer, die im Gehörgang oder in der Ohrmulde angebracht und gewöhnlich paarweise verwendet werden.

Gehörschutzkapseln sind Gehörschützer, die über die Ohren gesetzt werden. Ein Paar von Gehörschutzkapseln wird gewöhnlich wie beim Doppelkopfhörer durch einen Bügel zu einem Kapselgehörschutz verbunden.

Der Schallschutzhelm ist ein Gehörschutz, der außer den Ohrmuscheln noch einen wesentlichen Teil des Kopfes bedeckt.

In der Bundeswehr sind bisher folgende Gehörschutzgeräte eingeführt bzw. in der Entwicklung:

Gehörschutzstöpsel Selectone K 0 (für extrem enge Gehörgänge; mit grünem Gerätedeckel).

Gehörschutzstöpsel Selectone K 1 (für engen Gehörgang; mit braunem Gerätedeckel).

Gehörschutzstöpsel Selectone K 2 (für mittleren Gehörgang; mit weißem Gerätedeckel).

Gehörschutzstöpsel Selectone K 3 (für weiten Gehörgang; mit roten Gerätedeckel).

Gehörschutzstöpsel Selectone K 4 (für übergroßen Gehörgang; mit blauem Gerätedeckel).

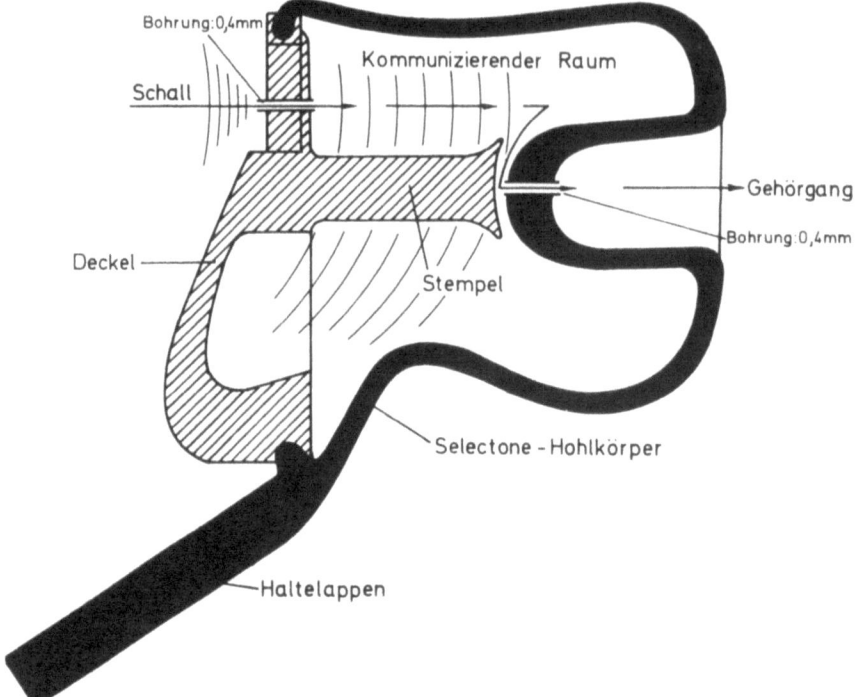

Abb. 61a. Gehörschutzgerät Selectone Type K (*mit* Bohrung) (Querschnitt)

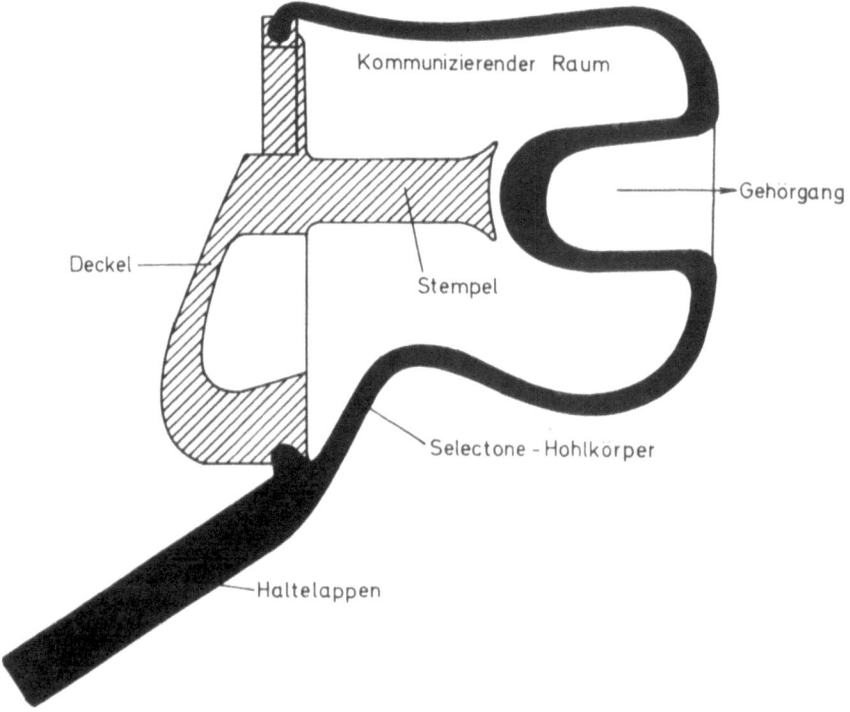

Abb. 61b. Gehörschutzgerät Selectone Type A (*ohne* Bohrung) (Querschnitt)

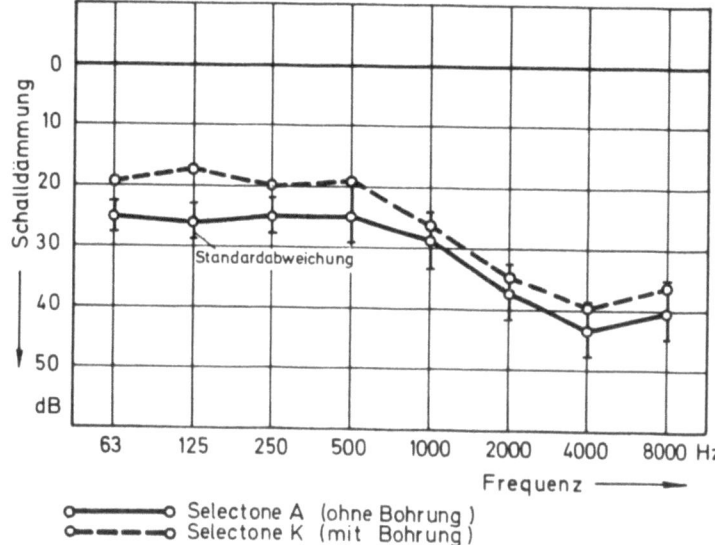

o———o Selectone A (ohne Bohrung)
o— — —o Selectone K (mit Bohrung)

Abb. 61c. Gehörschutzstöpsel "Selectone", Hersteller: Werner Kind, Hannover.
o——o Selectone A (ohne Öffnung); ●--● Selectone K (mit je einer kreisförmigen
Öffnung von etwa 0,4 mm Durchmesser in Vorder- und Rückwand). Effektive Schalldämpfung bei eingesetzten Gehörschutzstöpseln. Vor dem Einsetzen in die Gehörgänge wurden die Stöpsel geringfügig gefettet oder angefeuchtet. Messung nach
der Hörschwellenmethode mit 10 Versuchspersonen im reflexionsfreien Raum in
der ebenen fortschreitenden Welle (Phys. Techn. Bundesanstalt, PTB)

Die K-Typen haben eine Bohrung (Abb. 61a), die A-Typen nicht
(Abb. 61b). Die Erfahrungen bei den Schießübungen haben gezeigt,
daß die Größe K 0 für sehr engen Gehörgang erforderlich ist.
Sie ist inzwischen zusätzlich eingeführt worden. Selectone
K erfüllt von der physikalischen Seite die Forderung einer ausreichenden Schalldämmung (Abb. 61c) bei für Befehlssprache ausreichenden Verständigungsmöglichkeiten. Nachteile sind die An-
passungsschwierigkeiten. Der s-förmig gebogene äußere Gehörgang
muß zur Herstellung einer geraden Röhre nach hinten oben gezogen werden, dann muß die Größe des Gehörgangs bestimmt werden.

Vor dem Einpassen der Geräte empfiehlt es sich, diese anzufeuch-
ten oder mit einem leichten Film reiner, säurefreier Vaseline
zu versehen, um ein leichteres Einführen zu ermöglichen.

Das Selectone-Gerät ist zwischen Daumen und Zeigefinger so zu
fassen, daß der Haltelappen in dieser Stellung nach oben zeigt
und beim Herausführen der Hand zum Einsetzen des Gerätes auto-
matisch nach hinten weist (Abb. 62). (Der Haltelappen dient
nicht zum Einsetzen, sondern nur zum Herausziehen.) Dann wird
mit dem Zeigefinger das Gerät in der abgebildeten Lage in den
Gehörgang gedrückt, unter gleichzeitigem Ziehen und Schütteln
an der Ohrmuschel mit Daumen und Zeigefinger der gleichen Hand.

Zum Herausnehmen des Gerätes wird der Haltelappen mit Daumen
und Zeigefinger gefaßt und herausgezogen.

Die Anpassung des Gerätes erfordert Schulung der Truppenärzte
bzw. des Sanitätspersonals. Trotzdem kommt es immer wieder vor,
daß sich die Geräte lockern und damit die Schutzwirkung ver-
lorengeht.

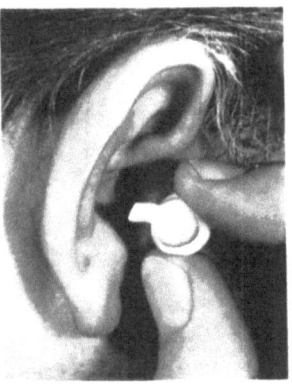 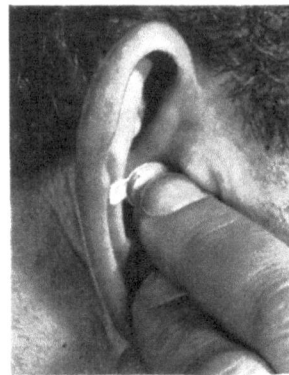 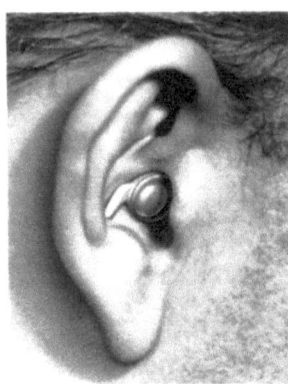

Abb. 62. Das Einsetzen des Gehörschutzgerätes Selectone

Bei längerem Tragen kommt es leicht zum Druckgefühl in dem sehr
empfindlichen Gehörgang, so daß der Träger selbst das Gerät
gern lockert oder entfernt. Bei Schießübungen ist dies ver-
tretbar, wenn sich der Soldat in entsprechender Entfernung von
der Knallquelle befindet und in der Lage ist, das Gerät bei er-
neutem Knall wieder einzusetzen.

Gehörschutzstopfen COM-FIT (kleine Größe). *Gehörschutzstopfen COM-FIT*
(mittlere Größe). *Gehörschutzstopfen COM-FIT* (Übergröße).

COM-FIT (Abb. 63) bietet praktisch ausreichenden Schutz bei
allen Knalleinwirkungen (s. Dämmungskurve (Abb. 64)). Die Sprach-

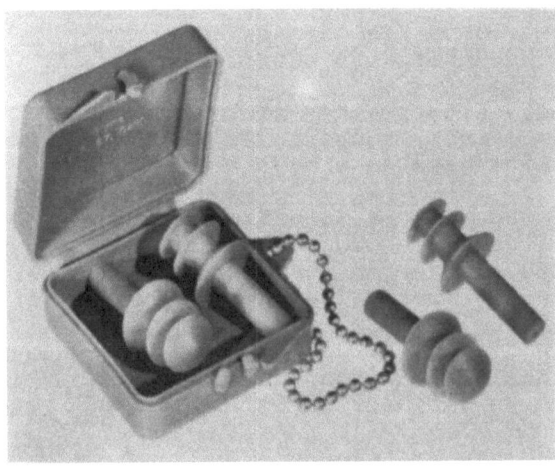

Abb. 63. Gehörschutzstöpsel "Com-Fit"

verständlichkeit ist nicht voll ausreichend, da hauptsächlich
über Knochenleitung gehört wird. Die Anpassung ist einfach, der
Sitz im allgemeinen zuverlässig.

Nachteilig wirkt sich bei längerem Tragen ebenso wie bei Selectone der Druck auf den Gehörgang aus.

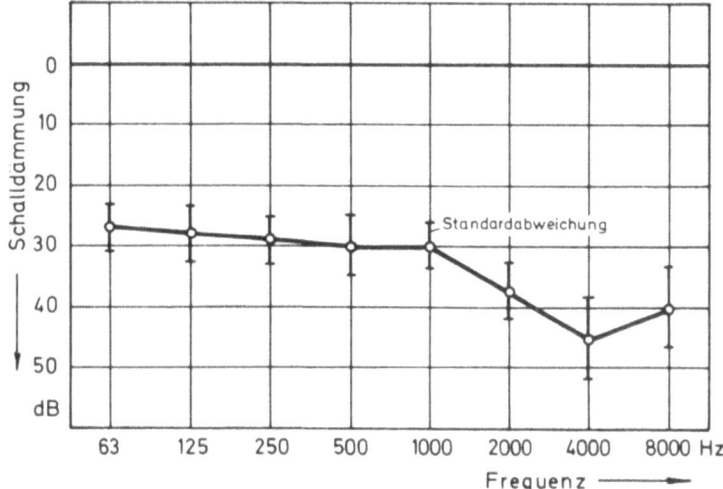

Abb. 64. Gehörschutzstöpsel "Com-Fit". Hersteller: Sigma Engineering Co.,
Los Angeles, USA. Effektive Schalldämpfung bei eingesetzten Gehörschutzstöpseln. Vor dem Einsetzen in die Gehörgänge wurden die Stöpsel geringfügig gefettet oder angefeuchtet. Messung nach der Hörschwellenmethode mit 14 Versuchspersonen im reflexionsfreien Raum in der ebenen fortschreitenden Welle
(PTB)

Gehörschutzkappe Willson SB 258 (Abb. 65). Ersatzkissen EM 9 zur o.a. Gehörschutzkappe

Die beiden Gehörschutzkapseln sind durch einen Kupfer-Beryllium-
bügel verbunden, der auf jeder Seite bewegliche Zungen hat, die
nach Bedarf verschoben werden können. Auf diese Weise kann jede
Gehörschutzkapsel individuell der Kopfform angepaßt werden. Zum
schallsicheren Abschluß der Kapsel am Kopf dient ein Dichtungs-
ring in Form eines flüssigkeitsgefüllten Vinylkissens. Die Poly-
urethanschwammauskleidung der Kapsel dämpft die Schallwellen
innerhalb der Kapsel.

Die Kapsel kann nur ohne Stahlhelm getragen werden und ist daher
für das Heer nur bedingt verwendbar. Ihr Sitz ist sehr angenehm
und verursacht auch bei stundenlangem Tragen keinerlei Beschwerden. Infolge der hohen Dämmwerte (Abb. 66) bietet sie bei hohen
Schalldrucken einen sehr guten Schutz. Die Verständigung ist er-
schwert.

Das Gerät ist nur geeignet, wenn nicht gleichzeitig das Tragen
des Stahlhelmes erforderlich ist. Es kommt daher in erster Linie
zur Verwendung beim Maschinenpersonal auf Schiffen und beim
Bodenpersonal auf Flugplätzen in Frage.

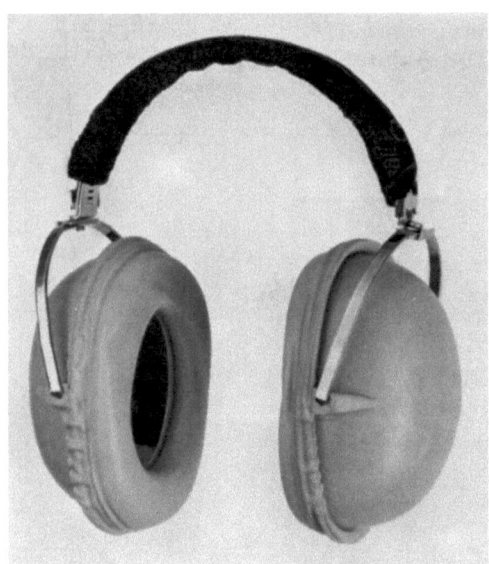

Abb. 65. Gehörschutzkapseln "Willson SB 258"

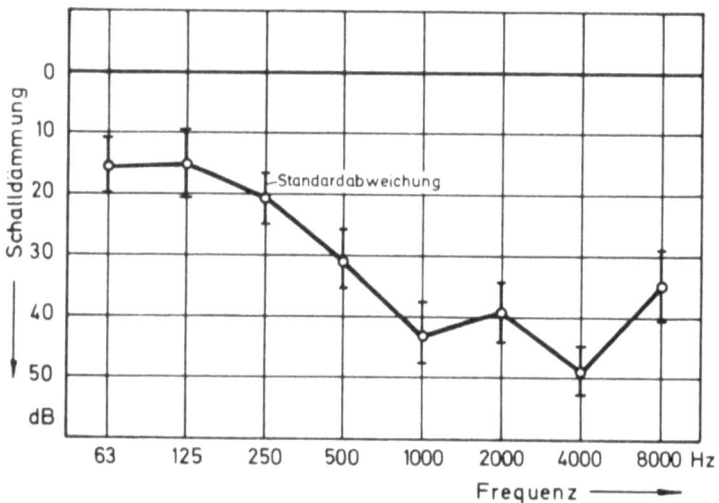

Abb. 66. Gehörschützer Typ 258 mit Kopfbügel: Andruckkraft 5 N. Hersteller:
Willson Products Division, USA. Effektive Schalldämmung bei aufgesetzten Gehörschutzkapseln. Messung nach der Hörschwellenmethode mit 8 Versuchspersonen
im reflexionsfreien Raum in der ebenen fortschreitenden Welle gemessen in der
PTB

Billesholm-Gehörschutzwatte (Abb. 67a)(Verbrauchsgerät)

Es handelt sich um eine Gehörschutzwatte, die aus Glasdaune besteht, welche feiner als die im Bauwesen verwendete ist.

Der Durchmesser der Fasern, aus denen die Daune besteht, beträgt
1-2 Tausendstel Millimeter, das ist etwa 1/10 der Baumwollfaser.

Um die beste Dämmwirkung zu erzielen, rollt man ein Stück Watte zu einem Pfropfen, der in den Gehörgang eingeführt wird. Sie ermöglicht eine gute Verständigung, ist sehr angenehm zu tragen und verursacht praktisch keine Reizerscheinungen im Gehörgang.

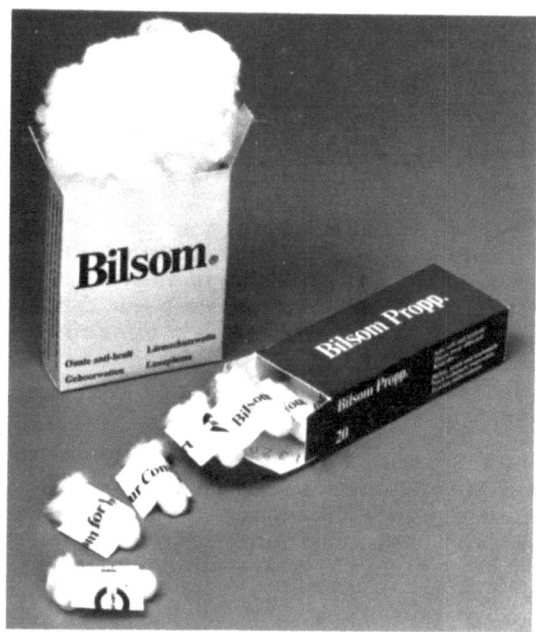

Abb. 67a. Billesholm-Lärmschutz-Watte

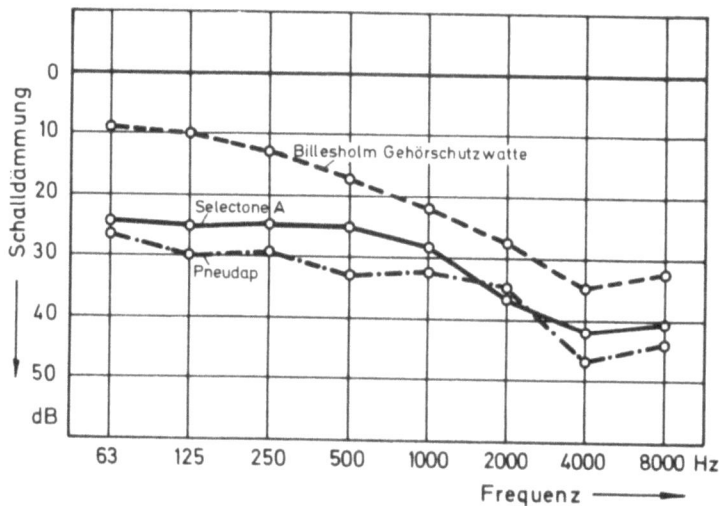

Abb. 67b. Schalldämmung verschiedener Stöpselgehörschützer (gemessen nach der Hörschwellenmethode). o--o Billesholms Gehörschutzwatte; o—o Selectone A; o-·-o Pneudap

Eine Fortentwicklung stellt "Bilsom-Propp", ein fertiger Watte-
pfropfen aus Bilsom-Lärmschutzwatte dar. Die Schalldämmung ist
fast die gleiche wie bei der jeweils gerollten Watte (Abb. 67a).
Die Watte kann unter dem Stahlhelm und unter der ABC-Maske getragen werden. Die Dämmung ist zwar im Vergleich zu Selectone
und Com-Fit geringer (Abb. 67b), reicht aber für die üblichen
Schießübungen mit Gewehr aus.

Helm-Lärmschutz für Flugzeug-Bodenpersonal ohne oder mit Sprech-satz (Schallschutzhelme) (Abb. 68)

Außer den Ohrmuscheln wird bei diesen Gehörschützern noch der
Schädel bedeckt, so daß die Übertragung des Schalls durch Knochen wesentlich herabgesetzt wird. Das Tragen solcher Helme ist
bei sehr starken Geräuschen angezeigt. Nach den Messungen der
PTB (Physikalisch Technische Bundesanstalt)(8) an vier verschiedenen Schallschutzhelmen sind allerdings die Schalldämmungen
bei Frequenzen unterhalb 2000 Hz geringer als die der Kapseln
und ergeben erst ab 2000 Hz größere Werte (48, 49).

Diese Geräte können auch mit einem Sprechsatz kombiniert werden.
Es ist wichtig, daß die richtigen Größen der Lärmschutzhelme
den Kopfgrößen angepaßt werden, um einen einwandfreien Sitz zu
garantieren. Bei sehr starker Lärmeinwirkung können zur Verbesserung der Dämmeigenschaft im unteren Frequenzbereich unter dem
Lärmschutzhelm zusätzlich Gehörschutzstöpsel getragen werden.

Gehörschutz, kombinierbar

Für den reibungslosen Ablauf des Schießens ist es erforderlich,
daß beim Leitenden bzw. dem Aufsichtspersonal neben dem Schutz
des Gehörs gegenüber Knalleinwirkungen auch die eindeutige Über-
mittlung von Befehlen gewährleistet ist.

Dies wird durch ein Paar Gehörschutzkapseln erreicht, welche
durch einen Kopf- oder Nackenbügel verbunden werden. Durch ein
Tonübertragungssystem, bestehend aus Mikrofon, Verstärker und
Hörkapsel soll die Sprach- und Kommandoverständlichkeit bei auf-
gesetztem Gerät ermöglicht werden. Der Verstärker dieses Systems
soll so ausgelegt werden, daß nur die für die Sprachverständlich-
keit notwendigen Frequenzen verstärkt werden und zur Unterdrük-
kung von Impulsen eine Amplitudenbegrenzung vorgenommen wird.
Damit dieses Gerät auch in Panzerfahrzeugen verwendet werden
kann, erhält es eine Anschlußmöglichkeit für Bord- und Funk-
sprechanlagen. Es wird angestrebt, daß dieses Gerät auch in Verbindung mit dem in Entwicklung befindlichen "Kopfschutz Soldaten gepKFz" getragen werden kann.

Parallel hierzu wird ein Gehörschutz kombinierbar entwickelt,
bei dem anstelle des Tonübertragungssystems (Mikrofon, Verstärker und Hörkapsel) ein mechanisch zu öffnendes bzw. zu schließen-
des Schallventil verwendet wird.

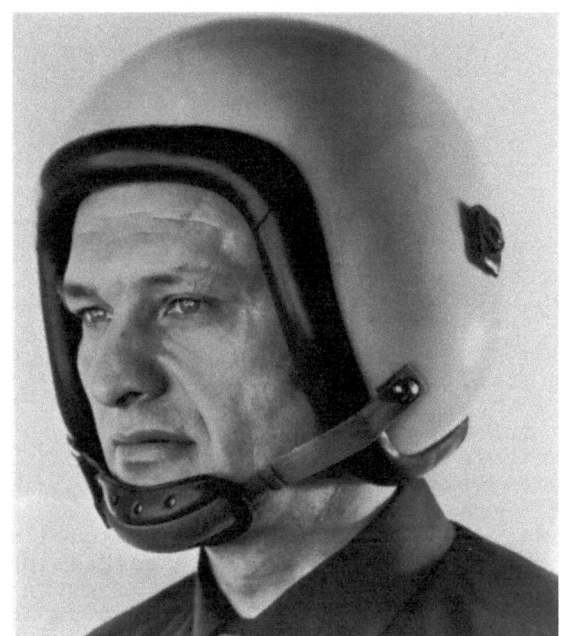

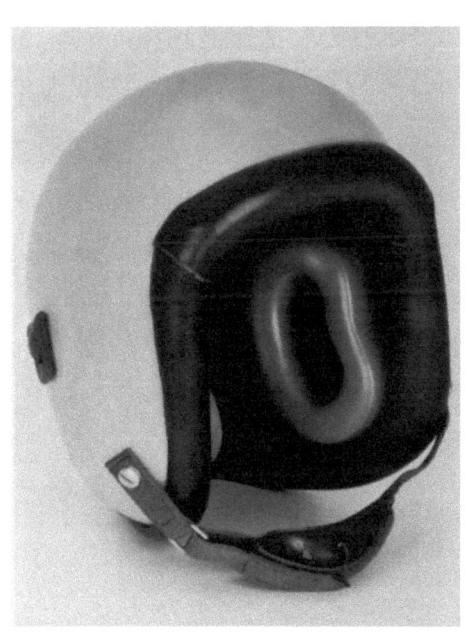

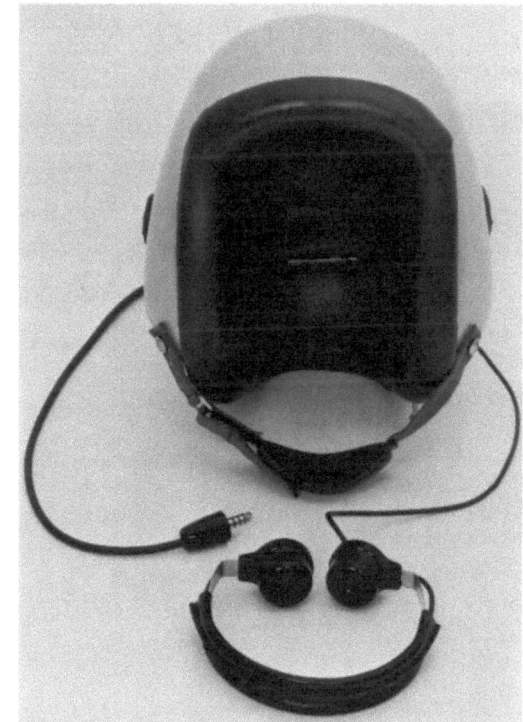

Abb. 68. Lärmschutzhelm "Gueneau BE 12"

K. Ausblick

Aus den bisherigen Ergebnissen über den Einfluß der Pause zwischen den Knallereignissen ist inzwischen ein Schema erarbeitet worden, das die Pausendauer verschiedener Länge in Relation zum Grenzpegeldiagramm stellt.

Die Gültigkeit dieses Schemas muß allerdings durch weitere Reihenuntersuchungen mit unterschiedlicher Pausendauer bei möglichst vielen Waffen bewiesen werden.

Es bedarf weiterhin der Klärung, ob Schwingungen im Infraschallgebiet, die vor allem bei Kettenfahrzeugen auftreten, zusätzlich zum Lärm bzw. Knall eine Hörschädigung verursachen, wie das von japanischer Seite (52a) behauptet wird.

L. Anhang mit Erläuterungen

Tabelle 9. Zusammenstellung der gebräuchlichen Druckeinheiten

$\longleftarrow$ SI – Einheiten $\longrightarrow$ $\longleftarrow$ bis 31.12.77 noch zugelassene Einheiten $\longrightarrow$

Name	Kurz-zei-chen	Pa $= N/m^2$	bar	kp/m^2	at $= kp/cm^2$	atm	Torr
Pascale = Newton/ m^2	Pa $= N/m^2$	1	10^{-5}	$1,0197 \cdot 10^{-1}$	$1,0197 \cdot 10^{-5}$	$9,8692 \cdot 10^{-6}$	$7,5006 \cdot 10^{-3}$
Bar	bar	10^5	1	$1,0197 \cdot 10^4$	1,0197	0,98692	750,06
Kilopond durch Quadrat-meter	kp/m^2	9,80665	$98,0665 \cdot 10^{-6}$	1	10^{-4}	$9,6784 \cdot 10^{-5}$	$7,3556 \cdot 10^{-2}$
techni-sche At-mosphäre	at $= kp/cm^2$	98066,5	0,980665	10^4	1	0,96784	735,56
physika-lische Atmo-sphäre	atm	101325	1,01325	$1,0332 \cdot 10^4$	1,0332	1	760
Torr	Torr = mm Hg	$\dfrac{101325}{760}$	$1,333224 \cdot 10^{-3}$	13,595	$1,3595 \cdot 10^{-3}$	$\dfrac{1}{760}$	1

Tabelle 10

$1 \text{ bar} = 10^3 \text{ mbar} = 10^6 \text{ μbar}$

$L = 20 \cdot \log \dfrac{p_1}{p_0} \text{ (dB)}$

$p_1 = p_0 \cdot 10^{\frac{L}{20}}$

$p_0 = 2 \cdot 10^{-4} \text{ μbar}$

0 dB –	$2 \cdot 10^{-4}$ μbar
20 dB –	$2 \cdot 10^{-3}$ μbar
40 dB –	$2 \cdot 10^{-2}$ μbar
60 dB –	$2 \cdot 10^{-1}$ μbar
80 dB –	2 μbar
100 dB –	20 μbar
120 dB –	200 μbar
140 dB –	2 mbar
160 dB –	20 mbar
180 dB –	200 mbar
200 dB –	2 000 mbar
220 dB –	20 000 mbar

dB	mbar	dB	mbar	dB	mbar	dB	mbar	dB	mbar	dB	mbar
200,0	2 000	201,0	2 244	202,0	2 518	203,0	2 824	204,0	3 168	205,0	3 558
1	2 022	1	2 270	1	2 546	1	2 856	1	3 206	1	3 596
2	2 046	2	2 296	2	2 576	2	2 890	2	3 242	2	3 638
3	2 070	3	2 322	3	2 606	3	2 924	3	3 280	3	3 680
4	2 094	4	2 348	4	2 636	4	2 958	4	3 318	4	3 724
5	2 118	5	2 376	5	2 666	5	2 992	5	3 356	5	3 766
6	2 142	6	2 404	6	2 698	6	3 026	6	3 396	6	3 810
7	2 168	7	2 432	7	2 728	7	3 062	7	3 436	7	3 854
8	2 192	8	2 460	8	2 760	8	3 096	8	3 474	8	3 898
9	2 218	9	2 488	9	2 792	9	3 132	9	3 516	9	3 944

dB	mbar	dB	mbar	dB	mbar	dB	mbar	dB	mbar	dB	mbar
206,0	3 990	207,0	4 476	208,0	5 022	209,0	5 636	210,0	6 324	211,0	7 096
1	4 036	1	4 528	1	5 082	1	5 702	1	6 396	1	7 178
2	4 082	2	4 580	2	5 140	2	5 768	2	6 472	2	7 260
3	4 130	3	4 634	3	5 200	3	5 834	3	6 546	3	7 344
4	4 178	4	4 688	4	5 260	4	5 902	4	6 622	4	7 430
5	4 226	5	4 742	5	5 332	5	5 970	5	6 698	5	7 516
6	4 276	6	4 796	6	5 382	6	6 040	6	6 776	6	7 602
7	4 324	7	4 852	7	5 444	7	6 110	7	6 854	7	7 692
8	4 374	8	4 908	8	5 508	8	6 180	8	6 934	8	7 780
9	4 426	9	4 966	9	5 572	9	6 252	9	7 014	9	7 870

dB	mbar	dB	mbar	dB	mbar	dB	mbar	dB	mbar	dB	mbar	dB	mbar	dB	mbar
212,0	7 962	213,0	8 932	214,0	10 022	215,0	11 246	216,0	12 618	217,0	14 158	218,0	15 886	219,0	17 824
1	8 054	1	9 036	1	10 140	1	11 376	1	12 764	1	14 322	1	16 070	1	18 030
2	8 146	2	9 140	2	10 256	2	11 508	2	12 912	2	14 488	2	16 256	2	18 240
3	8 242	3	9 246	3	10 376	3	11 642	3	13 062	3	14 656	3	16 444	3	18 450
4	8 336	4	9 354	4	10 496	4	11 776	4	13 214	4	14 826	4	16 634	4	18 664
5	8 434	5	9 462	5	10 616	5	11 912	5	13 366	5	14 998	5	16 828	5	18 880
6	8 530	6	9 572	6	10 740	6	12 050	6	13 520	6	15 170	6	17 022	6	19 100
7	8 630	7	9 682	7	10 864	7	12 190	7	13 678	7	15 346	7	17 220	7	19 320
8	8 730	8	9 794	8	10 990	8	12 332	8	13 836	8	15 524	8	17 418	8	19 544
9	8 830	9	9 908	9	11 118	9	12 474	9	13 996	9	15 704	9	17 620	9	19 770

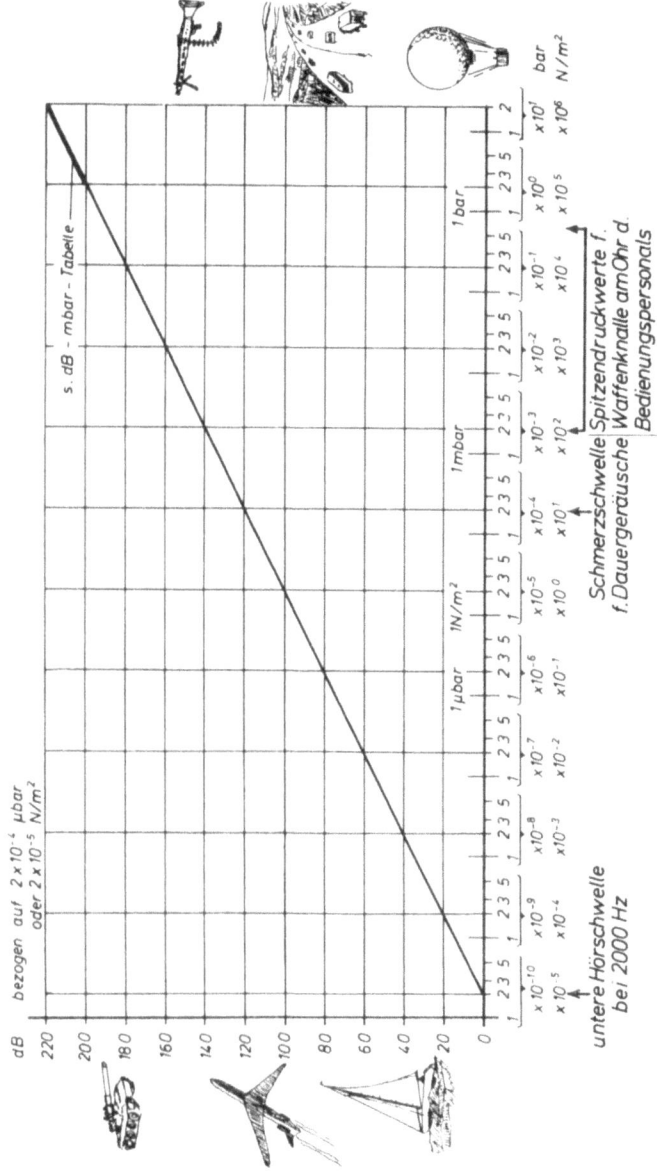

Abb. 69. Grafische
Darstellung zur dB-
mbar Umrechnung. Die
seitlichen Illustra-
tionen als Hinweis
für die bei Aktion
entstehenden Schall-
pegel

<u>Erläuterung</u>

zur vorhergehenden Zusammenstellung der gebräuchlichen Druckeinheiten und arithmetischen Mittelwertbildung logarithmischer
Druckpegel

In der vorhergehenden Anlage ist eine Zusammenstellung der in
der deutschen Wehrtechnik gebräuchlichen Druckeinheiten wiedergegeben. Außerdem ist auf dem Blatt neben den für die Umrechnung:
logarithmischer Druckpegel - lineares Druckmaß erforderlichen
Formeln eine nach diesen Formeln ermittelte dB-mbar-Tabelle für
die Druckpegel 200 dB - 220 dB dargestellt.

Für andere Druckpegel lassen sich die Druckwerte durch einfache
Rechenoperationen mit Zehnerpotenzen leicht ermitteln.

Beispiel 1: L = 189,2 dB
nach vorhergehender Anlage entsprechen

$$\left.\begin{array}{l} 180 \quad \text{dB} = 200 \quad \text{mbar} \\ 200 \quad \text{dB} = 2000 \quad \text{mbar} \end{array}\right\} \text{ Unterschied 1 Zehnerpotenz}$$

$$\underline{209,2} \text{ dB} = 5768 \text{ mbar}$$

dann entspricht <u>189,2</u> dB = 576,8 mbar.

Beispiel 2: L = 179,2 dB
nach vorhergehender Anlage entsprechen

$$\left.\begin{array}{l} 160 \quad \text{dB} = 20 \quad \text{mbar} \\ 200 \quad \text{dB} = 2000 \quad \text{mbar} \end{array}\right\} \text{ Unterschied 2 Zehnerpotenzen}$$

$$\underline{219,2} \text{ dB} = 18240 \text{ mbar}$$

dann entspricht <u>179,2</u> dB = 182,4 mbar.

Zur arithmetischen Mittelwertbildung logarithmischer Druckpegel
müssen diese Druckpegel zuerst in ein lineares Druckmaß (z.B.
mbar) umgerechnet werden. Aus den linearen Druckwerten läßt sich
dann ein arithmetisches Mittel bilden und durch Umrechnung wieder in einen logarithmischen Druckpegel zurückverwandeln.

<u>Umrechnung lineares Maß - logarithmisches Maß</u>

Für *allgemeine Schalluntersuchungen, Lärm* usw. gilt international folgende Vereinbarung:

$$L = 20 \cdot \lg \frac{p_{eff}}{p_{0(eff)}} \tag{3}$$

dabei bedeuten

L   = effektiver Schallpegel

p_{eff} = gemessener Schalldruck in μbar bzw. N/m^2 als *Effektiv-
              wert* der Anzeige

$p_{0(eff)}$ = international genormter Bezugsschalldruck
              = $2 \cdot 10^{-4}$ μbar effektiv bzw. $2 \cdot 10^{-5}$ N/m^2 effektiv.

Für *Knalluntersuchungen* gibt es zum Teil unterschiedliche Auffassungen in der Definition des Bezugsschalldrucks.

Bei uns wurde in jedem Falle die Umrechnung nach folgender Version vorgenommen:

$$L_s = 20 \cdot \lg \frac{p_s}{p_{0(eff)}} \qquad (4)$$

dabei bedeuten

L_s = Spitzendruckpegel

p_s = gemessener Spitzendruck in μbar bzw. N/m^2 als *Spitzenwert* der Anzeige

$p_{0(eff)}$ = s.o.

Eine Begründung hierfür sei hier an Hand eines einfachen sinusförmigen Wechseldrucks gegeben, bei dem der Spitzenwert bekanntlich um den Faktor $\sqrt{2}$ größer ist als der Effektivwert.

Würde in der Gleichung 4, wie von anderer Seite zum Teil vorgenommen, der Bezugsschalldruck als Spitzenwert und nicht als Effektivwert angesetzt, so ist in unserem Beispiel (Sinusform)

$$L_{(s)} = 20 \cdot \lg \frac{p_s}{p_{0(eff)} \cdot \sqrt{2}} = 20 \cdot \lg \frac{p_{eff} \cdot \sqrt{2}}{p_{0(eff)} \cdot \sqrt{2}}.$$

In diesem Falle würde $L_{(s)}$ jedoch nicht, wie gefordert, den Spitzenpegel ausdrücken, sondern den Effektivpegel, wie in Gleichung 3.

Als reine Vereinbarung wäre die letzte Version mit dem Bezugsschalldruck $p_{0(s)}$ sicherlich brauchbar.

Vom Standpunkt eines physiologisch begründeten Bezugswertes ist jedoch die in Gleichung 4 genannte Pegelangabe vorzuziehen.

Ziffer II

Zusammenhang zwischen Spitzendruck p, Frontbreite d_s und Anstiegszeit Δt der Stoßwelle

Wie bereits im Abschnitt D IV beschrieben, handelt es sich bei den zu untersuchenden Knallen um mehr oder weniger starke Stoßwellen. Im typischen Falle erfolgt der Druckanstieg in einer Stoßwelle. Diese besitzt eine natürliche Steilheit, so daß Frontbreite d_s und Anstiegszeit Δt eine Funktion des Spitzendruckes p werden (101, 102).

Die Frontbreite von *schwachen* Stoßwellen (Spitzendruck p sehr klein im Verhältnis zum Atmosphärendruck p_A) beträgt:

$$d_s = \frac{32\,\varkappa}{\varkappa + 1} \cdot \sqrt{\frac{\varkappa}{3}} \cdot l \cdot \frac{p_A}{p}. \qquad (5)$$

Dabei bedeuten $\varkappa = \dfrac{c_p}{c_v}$ (Verhältnis der spezifischen Wärmen = 1,4 f. Luft)

l die mittlere freie Weglänge der Gasteilchen vor der Stoßwelle (l $\approx$ 10⁻⁵ cm in Luft bei p_A = 1013 mbar und 0° C).

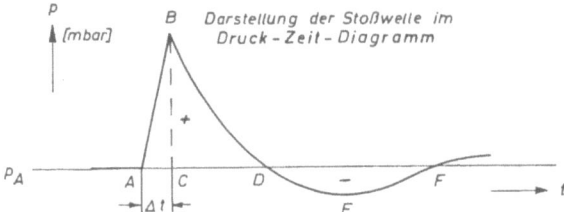

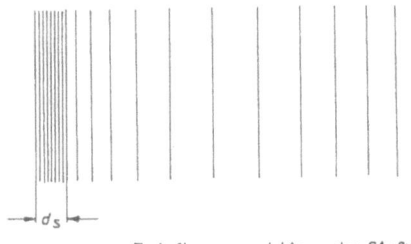

Abb. 70. Darstellung der Stoßwellen im Druck-Zeitdiagramm und in Form von Dichtelinien

Somit beträgt bei den vorher genannten Luftverhältnissen

$$d_s \approx \frac{1,3}{p} \text{ mm} \;/\!/\; p \text{ in (mbar)}.$$

Für *mäßige* und *starke* Stoßwellen gilt die Gleichung 5 nicht.

Hier bleibt die Frontbreite in der Größenordnung der mittleren freien Weglänge der Gasteilchen ($d_s \approx 10^{-5}$ cm).

Die Anstiegszeit $\varDelta t$ errechnet sich aus der Frontbreite d_s/Stoßwellengeschwindigkeit c,

$$\text{also } \varDelta t = \frac{d_s}{c}. \tag{6}$$

Bei einer schwachen Stoßwelle ist die Stoßwellengeschwindigkeit nur um einen geringen Teil größer als die Schallgeschwindigkeit, die bei 0° C 331,6 m/sec beträgt. Daraus ergibt sich, daß bei einer schwachen Stoßwelle von p = 1 mbar die Anstiegszeit $\varDelta t$ etwa 4 µsec beträgt.

Ebenso ist aus Gleichung 6 ersichtlich, daß die Anstiegszeit sowohl bei kleiner werdender Frontbreite d_s als auch bei größerer

Stoßwellengeschwindigkeit c immer kürzer wird. Alle genannten
Effekte treten vermehrt auf, je stärker die Stoßwelle ist.

Aufsteilung (103)

Bei Entstehung und Ausbreitung von Stoßwellen in Gasen spielt
die Nichtlinearität des Mediums eine große Rolle. "In den Gebieten positiven Schalldrucks bewegen sich die Teilchen in Ausbreitungsrichtung der Welle, in den Gebieten negativen Schalldrucks ist die Bewegungsrichtung entgegengesetzt. Die Druckmaxima breiten sich also in einem in Ausbreitungsrichtung strömenden Medium, die Druckminima in einer entgegengesetzten Strömung
aus. Bei hohen Druckamplituden sind die mit der Schallschnelle
übereinstimmenden Strömungsgeschwindigkeiten nicht mehr vernach-
lässigbar klein. Daraus folgt, daß die Ausbreitungsgeschwindig-
keit der Druckmaxima etwas größer, die der Druckminima etwas
kleiner als die Schallgeschwindigkeit ist. Im gleichen Sinne
wirkt auch die Temperaturabhängigkeit der Schallgeschwindigkeit;
in Gasen wächst die Schallgeschwindigkeit mit der Temperatur. In
den Gebieten mit positivem Schalldruck ist die Temperatur erhöht,
die Schallgeschwindigkeit also etwas vergrößert, umgekehrt sind
in den Gebieten mit vermindertem Druck Temperatur und Schallgeschwindigkeit erniedrigt.

Beide Effekte, die Ausbreitung in einem strömenden Medium und
die Temperaturabhängigkeit der Schallgeschwindigkeit bewirken,
daß sich die Gestalt der Welle während der Ausbreitung ändert:
Die Maxima eilen vor, die Minima bleiben zurück. Wenn die Ener-
giedichte groß genug ist, holen die Maxima die Minima ein. Die
Welle überschlägt sich jedoch nicht wie die Welle auf der Wasser-
oberfläche. Denn es können zwar zu einem Ort verschiedene Wasser-
höhen gehören, jedoch nur ein Wert des Druckes." Nach einer gewissen Laufstrecke bildet sich eine stabile Stoßfront aus, in
der sich die Aufsteilung und die mit der Frequenz rasch anstei-
gende Absorption der hohen Frequenzen im Knallspektrum die
Waage halten.

Bei größeren Laufstrecken überwiegt gegenüber der Aufsteilung
die Absorption der hohen Frequenzen, so daß der steile Druckanstieg dann mehr und mehr abgeflacht wird.

Ziffer III

Druckkalibrierung durch Stoßwellengeschwindigkeitsmessung

Nach Rankin-Hugoniot sind der Spitzendruck p und die Stoßwellengeschwindigkeit v in der Gleichung

$$p = p_A \frac{2\varkappa}{\varkappa + 1} \left[\left(\frac{v \pm k}{c_o} \right)^2 - 1 \right]$$

mit einander verknüpft.

p_A = Atmosphärendruck
$\varkappa$ = Verhältnis der spezifischen Wärmen (1,4 für Luft)
k = Korrektur für Windeinfluß
c_0 = Schallgeschwindigkeit in ungestörter Luft.

Die Schallgeschwindigkeit in der ungestörten Luft ergibt sich aus

$$c_0 = 331,62 \sqrt{1 + \frac{t}{273}} \left(1 + 0,149 \frac{p_w}{p_a}\right) \text{ in m/sec.}$$

t = Temperatur in °C
p_w = Partialdruck des Wasserdampfes
p_a = Partialdruck der Luft.

M. Literaturverzeichnis

1. BECK, CHL.: Funktionsstörungen des Innenohres aus morphologischer Sicht. Z. Hörgeräte-Akustik, Sonderheft Nov. 1971.
2. BECK, CHL., MICHLER, H.: Feinstrukturelle und histochemi-
   sche Veränderungen an den Strukturen der Cochlea beim Meerschweinchen nach dosierter Reintonbeschallung. Arch. Ohr.-
   Nas.- u. Kehlk.-Heilk. 174, 496 (1960).
3. BECK, CHL.: Reaktionen der Kerne der äußeren Haarzellen
   beim Meerschweinchen auf adäquate Reize. Arch. Ohr.-Nas.-
   u. Kehlk.-Heilk. 170, 81 (1956).
4. BECKMANN, G., BADER, W., BERENDES, J.: Zur medikamentösen
   Behandlung des Morbus Menière. H.N.O. (Berl.) 7, 199 (1970).
5. BOENNINGHAUS, H.G.: Über Hals-Nasen-Ohrenkrankheiten als
   Berufsschäden. Z. Arbeitsmed., Sozialmed., Arbeitshyg. 7,
   245-248 (1967).
6. BOENNINGHAUS, H.G.: Hals-Nasen-Ohrenheilkunde für Medizinstudenten, 2. Aufl. Heidelberger Taschenbücher, Bd. 76.
   Berlin-Heidelberg-New York: Springer 1972.
7. BOENNINGHAUS, H.G., RÖSER, D.: Neue Tabellen zur Bestimmung
   des prozentualen Hörverlustes für das Sprachgehör. Z. Laryng.
   Rhinol. 52, 153-161 (1973).
8. BRINKMANN, K., BROCKSCH, K.H.: Über die Schalldämmung von
   Gehörschützern. Z. Hörgeräte-Akustik 9, 178 (1970); 10, 1
   (1971).
9. BÜRCK, W.: Zur Entstehung von Personen- und Sachschäden
   durch Schalleinwirkungen und über die messtechnische Erfassung. Der Maschinenschaden 3, 42 (1969).
10. BÜRCK, W.: Unveröffentlichtes Gutachten über die Gesamt-
    beurteilung der Geräuschbelastung für den Menschen auch bei
    Kurzzeit-Schallvorgängen, Januar 1965.
11. COLES, R.R.A., GARINTHER, G., HODGE, D.C., RICE, C.G.:
    Hazardous exposure to impulse noise. J. acoust. Soc. Amer.
    43, 336 (1968).
12. DAVIS, H.: Zit. bei van Dishoeck in: Berendes, Link, Zöll-
    ner: Handbuch der Hals-Nasen-Ohrenheilkunde, Band III, Teil
    3, S. 1787. Stuttgart: Thieme 1966.
13. DIERHOFF, H.G.: Hörschäden durch Industrielärm. Z. Arbeits-
    med., Sozialmed., Arbeitshyg. 7, 256-260 (1967).
14. DIERHOFF, H.G.: Der Einfluß des Vitamin A auf die Lärmschwer-
    hörigkeit. H.N.O. (Berl.) 10, 323 (1962).
15. DIERHOFF, H.G., BECK, CHL.: Experimentell-mikroskopische
    Studie zur Frage der Lokalisation von bleibenden Hörschäden
    nach Industrielärmbelastung mit tonalen Geräuschanteilen.
    Arch. Ohr.-Nas.- u. Kehlk.-Heilk. 184, 33 (1964).
16. VAN DISHOECK, H.A.E.: Akustisches Trauma. In: Berendes,
    Link, Zöllner: Handbuch der Hals-Nasen-Ohren-Heilkunde,
    Band III, Teil 3, S. 1764. Stuttgart: Thieme 1966.

126

17. ESSER, G.: Biophysikalische Aspekte der Innenohrschwerhörigkeit. Audiotechnik 16, 6 (1969).
18. EY, W.: Das akute akustische Trauma. Z. Arbeitsmed., Sozialmed., Arbeitshyg. 7, 251-256 (1967).
19. FELDMANN, H.: Die Begutachtung der Lärmschwerhörigkeit. Z. Arbeitsmed., Sozialmed., Arbeitshyg. 7, 263-266 (1967).
20a FLETCHER, J.L., LOEB, M.: Exploratory study of the effect of pulse duration on temporary threshold shift produced by impulse noise. U.S. Army Medical Research Laboratory, Report No. 680, 1967.
20b FLETCHER, J.L., LOEB, M.: Impulse duration and temporary threshold shift. J. acoust. Soc. Amer. 44, 1524-1528 (1968).
20c FRÖBÖSE, M., PARMENTIER, G., MATHIEU, G., SEYDEL, D.: Versuchs- und Meßanordnungen für Waffenknallregistrierungen. Messungen im Druckfeld eines Infanteriegewehres HK 33. Technischer Bericht RT 14/70, ISL-Deutsch-Französisches Forschungsinstitut Saint-Louis.
21. FURRER, W.: Die Akustik des Knalles. Schweiz. Arch. angewandte Wissenschaft u. Technik 12 (1946).
22. FURRER, W.: Lärm und Lärmabwehr. Documenta Geigy, Mensch und Umwelt 3 (1958).
23. FURRER, W.: Raum- und Bauakustik, Lärmabwehr, 2. Aufl. Basel, Stuttgart: Birkhäuser 1961.
24. GLORIG, A.: Screening tests. Audiometry: Principles and Practices (Amer.) 8, 170-183.
25. GLORIG, A.: Audiometrie Principles and Practices. Baltimore: Williams and Wilkins 1965.
26. GÖLNITZ, P.: Erprobung der Gehörschutzkappe Wilson SB 360. Unveröffentlichter Erprobungsbericht der Erprobungsstelle 91. dBw Meppen, Dezember 1971.
27. GRANDJEAN, E.: Physiologische und psychophysiologische Wirkungen des Lärms. Documenta Geigy, Mensch u. Umwelt 4, 13 (1960).
28. GRANDJOT, W.: Ein Hörschwellenmeßgerät mit halbautomatischer Schreibvorrichtung, mit Bemerkungen über die physikalischen Grundlagen der elektrischen Hörprüfgeräte und das Hörverlustaudiogramm. H.N.O. (Berl.) 1, 433 (1949).
29. HAHLBROCK, K.H., WEYAND, F.: Progredienz traumatischer Innenohrstörungen. Arch. Ohr.-Nas.- u. Kehlk.-Heilk. 178, 166 (1961).
29a HAMERNIK, R.P., HENDERSON, D., CROSSLEY, J., SALVI, R.J.: Interaction of continuous and impulse noise: audiometric and histological effects. J. acoust. Soc. Amer. 55, No. 1 (1974).
30. HEWLETT-PACKARD: Digitale Analyse statistischer Signale mit hp-Meßgeräten. Applikations-Mitteilung 16.
31. HOFFMANN, E.: Lärmprobleme der Bundeswehr. Merkschrift erstellt im Auftrage des BMVg Bonn, Juli 1969.
32. HÜLSE, M., PARTSCH, C.H., SCHWEITZER, W.: Audiometrische Untersuchungen zur Frage: Kann man mit knalltraumatischen Dauerschädigungen während des Wehrdienstes rechnen? Wehrmedizin 5, 217 (1966).
33. JANSEN, G.: Psychosomatische Lärmwirkungen und Grenzwerte für die vegetative Belastung durch Schall. Z. Arbeitsmed., Sozialmed., Arbeitshyg. 10, 256-259 (1970).

34. JANSEN, G.: Richtwerte für lärmbedingte vegetative Reaktion und Lärmschwerhörigkeit (Réaction végétative et surdite conditionnées par le bruit). Acta oto-rhino-laryng. belg. 25, 203-210 (1971).
35. JANSEN, G.: Impulslärm und seine Wirkung auf physiologische Funktionen (frz.). J. d'Acoustique, im Druck.
36. JURATO, S., et al.: Submikroskopic structure of the inner ear. New York: Pergamon 1967. Zit. bei Esser, G.: Audiotechnik 16, 8 (1969).
37. KECHT, B.: Lärmschädigung und Lärmbekämpfung. Materia Medica Nordmark XVII/10 (1965).
38. KEIDEL, W.D.: Physiologie des Innenohres. In: Berendes, Link, Zöllner: Handbuch der Hals-Nasen-Ohrenheilkunde, Band III, Teil 1, S. 236. Stuttgart: Thieme 1966.
39. KLEINSASSER, O.: Akustisches Trauma durch den Stoßwellenknall von Überschallflugzeugen. H.N.O. (Berl.) 13, 171 (1965).
40. KLOSTERKÖTTER, W.: Physiologische und psycho-physiologische Einwirkungen des Lärms. Vortrag auf der 11. Arbeitstagung der Sanitätsoffiziere der Marine vom 30.6.-1.7.1972 in Kiel.
40a KLOSTERKÖTTER, W.: Lärmwirkungen und Lebensqualität. Kampf dem Lärm 20, H. 5, 113 (1973).
41. KOIDE, Y., MORIMOTO, M.: Ergebnisse der polarographischen Oxymetrie. In: Rauch, S.: Biochemie des Innenohres. Stuttgart: Thieme 1964.
42. KRYTER, K.D., WARD, W.D., MILLER, J.D., ELDREDGE, D.H.: Hazardous exposure to intermittent and steady-state noise. J. acoust. Soc. Amer. 39, 451 (1966).
43. KUP, W.: Akustisches Trauma und progredienter Hörverfall. H.N.O. (Berl.) 8, 265 (1959/1960).
44. LAMM, H., KIMPEL, L.: Hyperbare Sauerstofftherapie bei Innenohr- und Vestibularisstörungen. H.N.O. (Berl.) 19, 363 (1971).
45. LEHNHARDT, E.: Die Berufsschäden des Ohres. Arch. Ohr.-Nas.- u. Kehlk.-Heilk. 185, 11 (1965).
46. LEHNHARDT, E.: Die Druckluftschäden des Ohres. Z. Arbeitsmed., Sozialmed., Arbeitshyg. 7, 248-251 (1967).
47. LEHNHARDT, E.: In: Langenbeck, Lehnhardt: Lehrbuch der prakt. Audiometrie. Stuttgart: Thieme 1970.
48. v. LÜPKE, A.: Gehörschützer II. Ergebnisse von Messungen und Trageversuchen. Arbeitsschutz 1964, 395-402.
49. v. LÜPKE, A.: Persönlicher Schallschutz. 1. Richtlinie VDI 2660. 2. Übersicht über persönliche Schallschutzmittel mit Typen und Lieferantenverzeichnis, Stand März 1971. Bundesinstitut für Arbeitsschutz, 54 Koblenz, Postfach 166.
50. MEYER-NEUMANN, E.: Physikalische und technische Akustik, S. 113-114. Braunschweig: Vieweg 1967.
51. MINNIGERODE, B.: Audiogrammkurven bei psychogener Hörstörung. H.N.O. (Berl.) 11, 51 (1963).
52. NAGER, F.R., FISCH, L.: Untersuchungen über die schalltraumatischen Ohrschäden in einer Infanterie-Rekrutenschule. Schweiz. Milit. Med. 44, 196 (1967).
52a OKADA, A., MIYAKE, H., YAMAMURA, K., MINAMI, M.: Temporary hearing loss induced by noise and vibration. J. acoust. Soc. Amer. 51, 1240 (1972).
53. PFANDER, F., SCHMÜCKER, K.: Beobachtungen über Hörschäden durch Panzerabwehrgeschütz (Pak). Münch. med. Wschr. 1936, 184.

128

54. PFANDER, F.: Verhütung von Gehörschäden durch Panzerabwehr-
    geschütz. Dtsch. Militärarzt 1, 338 (1936).
55. PFANDER, F.: Experimentelle und klinische Versuche über
    die Ausbreitung des Ultraschalls im Ohrgebiet und Schädel.
    Arch. Ohr.-Nas.- u. Kehlk.-Heilk. 160, 32 (1951).
56. PFANDER, F.: Das akustische Trauma. Wehrmedizin 2, 20-39,
    (1964).
57. PFANDER, F.: Über die Toleranzgrenze bei akustischen Ein-
    wirkungen. H.N.O. (Berl.) 13, 27 (1965).
59. PFANDER, F.: Reihen-Audiometrie in beweglicher Unter-
    suchungsstelle "Audiomobil". Wehrdienst und Gesundheit,
    Band XIV, 321 (1965).
60. PFANDER, F.: Höhe der temporären Schwellenabwanderung (TTS)
    im Audiogramm und Rückwanderungszeit geräusch- und knall-
    belasteter Ohren als Test knallgefährdeter Hörorgane. Arch.
    Ohr.-Nas.- u. Kehlk.-Heilk. 191, 586 (1968).
61. PFANDER, F.: Über den Einfluß der Pausendauer zwischen
    Knallereignissen auf die temporäre Schwellenabwanderung
    und die Rückwanderungszeit im Audiogramm. Arch. Ohr.-Nas.-
    u. Kehlk.-Heilk. 194, 526 (1969).
62. PFANDER, F.: Rückwanderungszeit (Readjustment Time) und
    Schwellenabwanderung (Temporary Threshold Shift) im Audio-
    gramm als Maßstab für die Beurteilung hörgefährdender Knall-
    ereignisse. Wehrmedizin 1/2, 16-24 (1970).
63. PFANDER, F.: Akute Progredienz bei durch akustische Trau-
    men bedingten Hörstörungen. Arch. Ohr.-Nas.- u. Kehlk.-
    Heilk. 199, 533 (1971).
64. PFANDER, F., KIETZ, H.: Unterschiedliche Reaktion des Hör-
    vermögens nach Knall- und Lärmbelastung, bezogen auf die
    temporäre Schwellenabwanderung und Rückwanderungszeit im
    Audiogramm. H.N.O (Berl.) 19, 340-343 (1971).
65. PFANDER, F.: Ist das vorläufige Grenzpegeldiagramm zur
    Hörschädenvermeidung bei Knall- und Lärmbelastungen mit
    den Ergebnissen der bisherigen Reihenuntersuchungen in
    Einklang zu bringen? H.N.O. (Berl.) 20, 61 (1972).
65a PFANDER, F.: Maßstäbe für die Beurteilung hörgefährdender
    Knallereignisse. Kampf dem Lärm 5 (1973).
66. PLESTER, D.: Audiometrische Untersuchungen bei einem Natur-
    volk. Arch. Ohr.-Nas.- u. Kehlk.-Heilk. 180, 765 (1962).
67. PLOMP, R., GRAVENDEEL, D.W., MIMPEN, A.M.: Relation of
    hearing loss to noise spectrum. J. acoust. Soc. Amer. 35,
    1234-1240 (1963).
67a PLOMP, R.: Hearing losses induced by small arms. Inter-
    national Audiology 6, 1, 31-37 (1967).
68. RAUCH, S.: Biochemie des Innenohres. Stuttgart: Thieme 1964.
69. ROSS, R., COLES, R.R.A., GARINTHER, G., HODGE, D.: Hazardous
    exposure to impulse noise. J. acoust. Soc. Amer. 43, 336
    (1968).
70. RICE, C.G.: Damage risk criteria for impulse and impact
    noise. Noise, Shock & Vibration Conference, Monash University
    Melbourne, 1974.
70a RUEDI, L., FURRER, W.: Das akustische Trauma. Basel: Karger
    1947.
71. SCHNURBUSCH, FR.: Über die Bedeutung des Frequenzspektrums
    von Schallvorgängen bei der Entstehung schalltraumatischer
    Trommelfellperforationen. Arch. Ohr.-Nas.- u. Kehlk.-Heilk.
    164, 358 (1954).

72. SCHNURBUSCH, FR.: Über die Auswirkung akustischer Gruppen-
    traumata. H.N.O. (Berl.) 5, 216 (1955).

73. SCHNURBUSCH, FR.: Klinik und Begutachtung des akuten Schall-
    traumas. H.N.O. (Berl.) 6, 6 (1956/1958).

74. v. SCHULTHESS, G.: Evaluation of hearing in pairment due
    to industrial noise. Arch. Otolaryng. 65, 512 (1957).

75. v. SCHULTHESS, G.: Innenohr und Trauma. Fortschr. Hals-,
    Nas.- u. Ohr.-Heilk. 7, 1 (1961).

76. SONN, M.: Psychoacoustical Terminology. Taytheon Company
    Submarine Signal Division Protsmouth, Rhode Island 02871
    (1969).

77. SOUCHON, F.: Lärmschädenüberwachung, aktuelle Präventions-
    medizin in der Marine. Schleswig-Holsteinisches Ärzteblatt
    10 (1971).

78. SPOENDLIN, H.: Ultrastructural features of the organ of
    Corti in normal and acoustically stimulated animals. Ann.
    Otol. (St. Louis) 71, 657 (1962).

79. SPOENDLIN, H.: Das ischämische Syndrom des Innenohres.
    Pract. oto-rhino-laryng. (Basel) 31, 257 (1969).

80. SPOENDLIN, H.: Innervation patterns in the organ of Corti
    of the cat. Acta oto-laryng. (Stockh.) 67, 239 (1969).

81. SPOENDLIN, H.: In: Babel, J., Bischoff, A., Spoendlin, H.:
    Atlas of ultrastructure of the peripheral nervous system
    and sensory organs. Normal and pathological anatomy (Ed.
    Bischoff), p. 232-250. Stuttgart: Thieme 1970.

82. SPOENDLIN, H.: Primary structural changes in the organ of
    Corti after acoustic overstimulation. Acta oto-laryng.
    (Stockh.) 71, 166-176 (1971).

83. VDJ: Richtlinie 2058, Blatt 2: Beurteilung von Arbeits-
    lärm am Arbeitsplatz hinsichtlich Gehörschäden. Arbeits-
    schutz Nr. 12 (Oktober 1970).

84. VOGEL, K.: Zur Frage der progredienten traumatischen
    Hörstörungen. H.N.O. (Berl.) 4, 161 (1954).

85. WARD, W.D.: The single-descent group audiometer. Noise
    Control (Amer.) 3, 15 (1957).

86. WARD, W.D., GLORIG, A., SKLAR, D.L.: Relation between
    recovery from Temporary Threshold Shift and duration of
    exposure. J. acoust. Soc. Amer. 31, 600-602 (1959).

87. WARD, W.D., SELTERS, W., GLORIG, A.: Exploratory studies
    on Temporary Threshold Shift from impulses. J. acoust.
    Soc. Amer. 33, 781 (1961).

88. WARD, W.D., FLEER, R.E., GLORIG, A.: Characteristics of
    hearing losses produced by gunfire and by steady noise.
    J. Audit. Res. 1, 325 (1961).

89. WARD, W.D.: Effect of temporal spacing on Temporary
    Threshold Shift from impulses. J. acoust. Soc. Amer. 34,
    1230 (1962).

90. WARD, W.D.: Proposed damage-risk criterion for impulse
    noise (gunfire). Report of Working Group 57, National
    Academy of Sciences-National Research Council Committee
    on Hearing, Bioacoustics and Biomechanics (CHABA)(Amer.)
    1968.

91. WARD, W.D.: Temporary Threshold Shift and damage-risk
    criteria for intermittent noise exposures. J. acoust.
    Soc. Amer. 48, 561 (1970).

92. WARD, W.D., NELSON, D.A.: On the equal-energy hypothesis relative to damage-risk criteria in the chinchilla. Occupational Hearing Loss. London, New York: Academic Press 1971.

93. WARD, W.D., DUVALL, A.J.: Behavioral and ultrastructural correlates of acoustic trauma. Ann. Otol. (St. Louis) $\underline{80}$, 881 (1971).

94. WITTGENS, H.: Lärmarbeiten, Lärmschwerhörigkeit und Lärmschutz im Eisenbahnbetrieb. Z. Arbeitsmed., Sozialmed., Arbeitshyg. $\underline{7}$, 260-263 (1967).

95. WÜSTENFELD, E.: Experimentelle Untersuchungen zum Problem der Schallanalyse im Innenohr. Z. mikr.-anat. Forsch. $\underline{63}$, 3, 327 (1957).

96. WÜSTENFELD, E., GLEISS, H.: Das medulläre Acusticusgebiet und seine Reaktion auf Reintonbeschallung (Meerschweinchen). Verhandlungen der Anatomischen Gesellschaft auf der 63. Versammlung in Leipzig v. 4.-6.4.1968. Ergänzungsheft z. 125. Band (1969) des Anatomischen Anzeigers. Jena: Fischer 1969.

97. WÜSTENFELD, E., GLEISS, H.: Über die Beeinflussung der Kerngröße von Ganglienzellen durch Reintonbeschallung im medullären Akustikuskomplex des Meerschweinchens. Anat. Anz., im Druck.

98. WÜSTENFELD, E., HALBFAS, E.: Über die Beeinflussung der Kerngröße im Ganglion spirale cochleae durch Reintonbeschallung. Z. Zellforsch. $\underline{67}$, 271-279 (1965).

99. WÜSTENFELD, E.: Zur Funktionsmorphologie der Nuclei cochleares. H.N.O. (Berl.) $\underline{20}$, 262 (1972).

100. ZÖLLNER, F.: Hals- Nasen- Ohren-Heilkunde, 2. Aufl. Stuttgart: Thieme 1971.

101. WECKEN, F., FROBÖSE, M.: Über die Frontsteilheit von Luftstoßwellen bei Ausbreitung über große Entfernungen. Technische Mitteilung T 27/62. ISL Deutsch-Französisches Forschungsinstitut Saint-Louis.

102. BECKER, R.: Stoßwelle und Detonation. Z. Physik $\underline{8}$, 321-362 (1922).

103. MEYER, NEUMANN: Physikalische und technische Akustik, 4.8 Stoßwellen. Hochschul-Lehrbuch (1967).

N. Autorenverzeichnis

Bei den unterstrichenen Zahlen handelt es sich um die
Numerierung der Literaturzitate

O. Sachverzeichnis

134

W. Schätzle, J. Haubrich
Pathologie des Ohres
129 Abbildungen. X, 258 Seiten
1975. (Spezielle pathologische
Anatomie, Band 9)
Geb. DM 120,–; US $51.60
ISBN 3-540-07042-7

L. Berendes
Einführung in die Sprachheilkunde
9. umgearbeitete Auflage
7 Abbildungen. 92 Seiten. 1971
DM 16,–; US $6.90
ISBN 3-540-79654-1

H.-G. Boenninghaus
Hals-Nasen-Ohrenheilkunde
Für Medizinstudenten
Im Anhang 250 Prüfungsfragen
3. überarbeitete Auflage
156 Abbildungen. XVII, 320 Seiten
1974. (Heidelberger Taschenbücher,
Band 76. Basistext Medizin)
DM 18,80; US $8.10
ISBN 3-540-06982-8

O. Steurer, K.-H. Vosteen,
B. Schloßhauer
**Lehrbuch der Hals-, Nasen-
und Ohrenkrankheiten**
Für Studierende und Ärzte.
Überarbeitet und ergänzt von
K.-H. Vosteen, B. Schloßhauer
16. Auflage. 292 z.T. farbige
Abbildungen. XV, 452 Seiten
1969
Geb. DM 69,–; US $29.70
ISBN 3-8070-0276-6

H. Frenzel
**Zur Systematik, Klinik
und Untersuchungsmethodik
der Vestibularisstörungen**
Eine Ergänzung zu der Schrift
des Verfassers "Spontan- und
Provokations-Nystagmus als
Krankheitssymptom".

25 Abbildungen. 47 Seiten. 1961
(Sonderdruck aus dem Archiv
für Ohren-, Nasen- und Kehlkopf-
heilkunde, Band 177, Heft 5,
Seiten 353-395).
DM 8,–; US $3.50
ISBN 3-540-02663-0

Handbook of Sensory Physiology
Editorial Board: H. Autrum,
R. Jung, W.R. Loewenstein,
D.M. MacKay, H.L. Teuber
Distribution rights for India:
UBS Publishers' Distributors Pvt.,
Ltd., New Delhi

Volume 5 (In 3 parts)
Auditory System
Part 1:
Anatomy, Physiology (Ear)
Editors: W.D. Keidel, W.D. Neff
305 figures. VIII, 736 pages. 1974
Cloth DM 288,–; US $123.90
Subscription price
Cloth DM 230,40; US $99.10
ISBN 3-540-06676-4

Part 2:
Physiology (CNS), Behavioural
Studies, Psychoacoustics
Editors: W.D. Keidel, W.D. Neff
In preparation
ISBN 3-540-07000-1

Part 3:
Clinical and Special Topics
Editors: W.D. Keidel, W.D. Neff
In preparation
ISBN 3-540-07129-6

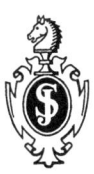

Springer-Verlag
Berlin Heidelberg New York

Fortsetzung
Handbook of Sensory Physiology

Volume 6 (In 2 parts)
Vestibular System
Part 1:
Basic Mechanisms
Editor: H.H. Kornhuber
251 figures. VIII, 676 pages. 1974
Cloth DM 239,–; US $102.80
Subscription price
Cloth DM 191,20; US $82.30
ISBN 3-540-06889-9

Part 2:
Psychophysics, Applied Aspects
and General Interpretations
Editor: H.H. Kornhuber
198 figures. VIII, 680 pages. 1974
Cloth DM 249,–; US $107.10
Subscription price
Cloth DM 199,20; US $85.70
ISBN 3-540-06864-3

Archives of Oto-Rhino-Laryngology
Archiv für Ohren-,
Nasen- und Kehlkopfheilkunde
Organ of the Deutsche Gesellschaft
für Hals-Nasen-Ohren-Heilkunde,
Kopf- und Hals-Chirurgie
Managing Editors: C. Beck,
F. Zöllner

HNO
Organ der Deutschen Gesellschaft
für Hals- Nasen- Ohrenheilkunde,
Kopf- und Hals-Chirurgie, der
Vereinigungen Westdeutscher,
Nordwestdeutscher und Schleswig-
Holsteinischer HNO-Ärzte, der
Otolaryngologischen Gesellschaften
zu Berlin und München, der Gesell-
schaft der HNO-Ärzte in Hamburg
und der Medizinisch-Wissenschaft-
lichen Gesellschaft für HNO-Heil-
kunde in Halle, Jena, Leipzig und
Rostock-Greifswald sowie der

Deutschen Gesellschaft für Sprach-
und Stimmheilkunde.
Schriftleitung: A. Miehlke

Zentralblatt für Hals- Nasen-
und Ohrenheilkunde
sowie deren Grenzgebiete
Oto-Rhino-Laryngology
Organ der Deutschen Gesellschaft
für Hals- Nasen- Ohrenheilkunde,
Kopf- und Halschirurgie
Schriftleitung: H.J. Denecke

Probehefte und Auskunft über
Abonnementsbedingungen sowie
Preis-und Lieferbarkeit antiqua-
rischer Bände erhalten Sie auf
Anfrage.

Bitte schreiben Sie an
Springer-Verlag
Werbeabteilung 4021
1000 Berlin 33
Heidelberger Platz 3

Preisänderungen vorbehalten

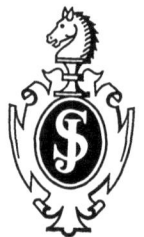

Springer-Verlag
Berlin
Heidelberg
New York

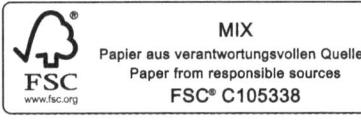